Mamografia
Posicionamento e controle de qualidade

Dados Internacionais de Catalogação na Publicação (CIP)
(Jeane Passos de Souza – CRB 8ª/6189)

Mamografia : posicionamento e controle de qualidade /
Daniela Rodrigues, Luciana Aparecida Bellatto Patrocinio,
Maria Isabela B. A. C. Sawada, Ricardo Aparecido Saraiva
Santos – São Paulo : Editora Senac São Paulo, 2021. (Série
Apontamentos)

Bibliografia.
ISBN 978-65-5536-507-8 (impresso/2021)
e-ISBN 978-65-5536-508-5 (ePub/2021)
e-ISBN 978-65-5536-509-2 (PDF/2021)

1. Mamografia 2. Radiologia médica – Qualidade da imagem
3. Câncer de mama I. Rodrigues, Daniela II. Patrocinio, Luciana
Aparecida Bellatto III. Sawada, Maria Isabela B. A. C. IV. Santos,
Ricardo Aparecido Saraiva V. Série.

21-1239t

CDD – 618.190757
BISAC MED080000
MED019010
MED062010

Índice para catálogo sistemático:

1. Mamografia : Medicina 618.190757

SÉRIE APONTAMENTOS

Mamografia
Posicionamento e controle de qualidade

Daniela Rodrigues

Luciana Aparecida Bellatto Patrocinio

Maria Isabela B. A. C. Sawada

Ricardo Aparecido Saraiva Santos

Editora Senac São Paulo – São Paulo – 2021

Administração Regional do Senac no Estado de São Paulo
Presidente do Conselho Regional: Abram Szajman
Diretor do Departamento Regional: Luiz Francisco de A. Salgado
Superintendente Universitário e de Desenvolvimento: Luiz Carlos Dourado

Editora Senac São Paulo
Conselho Editorial: Luiz Francisco de A. Salgado
Luiz Carlos Dourado
Darcio Sayad Maia
Lucila Mara Sbrana Sciotti
Jeane Passos de Souza

Gerente/Publisher: Jeane Passos de Souza (jpassos@sp.senac.br)
Coordenação Editorial/Prospecção: Luís Américo Tousi Botelho (luis.tbotelho@sp.senac.br)
Dolores Crisci Manzano (dolores.cmanzano@sp.senac.br)
Administrativo: grupoedsadministrativo@sp.senac.br
Comercial: comercial@editorasenacsp.com.br

Edição e Preparação de Texto: Vanessa Rodrigues
Revisão de Texto: Eloiza Mendes Lopes
Projeto Gráfico: RW3 Design
Editoração Eletrônica: Veridiana Freitas
Fotos: Luiz Henrique Mendes (Vanilla Editora), exceto fotos 5.2, 7.1, 8.1 a 8.5, 12.3, 12.6, 13.1, 13.17 (Daniela Rodrigues), 2.1 a 2.3, 3.1, 3.2 (Maria Isabela B. A. C. Sawada) e 14.1 (divulgação). Figuras 1.1 e 5.1: Adobe Stock
Tratamento de Imagens: Manuela Ribeiro (fotos 11.8, 11.9, 12.6, 12.13 e 12.14)
Capa: Antonio Carlos De Angelis
Imagem de Capa: Adobe Stock Photos
Impressão e Acabamento: MaisType

Proibida a reprodução sem autorização expressa.
Todos os direitos desta edição reservados à
Editora Senac São Paulo
Rua 24 de Maio, 208 – 3º andar – Centro – CEP 01041-000
Caixa Postal 1120 – CEP 01032-970 – São Paulo – SP
Tel. (11) 2187-4450 – Fax (11) 2187-4486
E-mail: editora@sp.senac.br
Home page: http://www.livrariasenac.com.br

© Editora Senac São Paulo, 2021

Sumário

Nota do editor 7

Introdução 9

1. Embriologia, fisiologia e anatomia da mama aplicadas à imagem 13

2. Alterações benignas das mamas 27

3. Câncer de mama 41

4. ACR BI-RADS® mamográfico 55

5. Mamografia analógica 63

6. Funcionalidades do mamógrafo e técnicas mamográficas 73

7. Mamografia digital 77

8. Levantamento radiométrico e controle de qualidade dos mamógrafos 85

9. Proteção radiológica 95

10. O exame mamográfico 99

11. Incidências de rotina 111

12. Incidências complementares 125

13. Manobras 147

14. Tomossíntese mamária 175

15. Procedimentos invasivos 183

Anexos 193

Bibliografia 199

Índice geral 207

Sobre os autores 215

Nota do editor

A mamografia é o único método com eficácia comprovada na redução da mortalidade por câncer de mama entre os exames de rotina femininos. Por esse motivo, é também o método de rastreamento preconizado na Política Nacional de Atenção Integral à Saúde da Mulher.

Acompanhando o maior número de mamógrafos sendo utilizados no país, cresceu a demanda pela profissional de técnicas radiológicas, responsável por posicionar a paciente e operar o equipamento. Aumentou também a necessidade de qualificação dessa profissional, que precisa compreender os principais instrumentos de garantia de qualidade da imagem, do laudo/diagnóstico e da dose de radiação empregada.

Especialistas de áreas distintas que têm em comum o envolvimento com a mamografia, os autores deste livro afirmam que a motivação para escrevê-lo veio do engajamento na causa do câncer de mama e do entendimento de que esse exame salva vidas. Na via contrária, a falta de informação prejudica o combate à doença e alimenta preconceitos infundados das pacientes em relação à mamografia.

Com a presente obra, o Senac São Paulo traz à luz a dose de conhecimento necessária para dirimir os receios das pacientes e ampliar a detecção precoce do câncer de mama, fundamental para encaminhar o melhor tratamento.

Introdução

Maria Isabela B. A. C. Sawada

O câncer de mama é o segundo tipo de câncer que mais acomete mulheres no Brasil e no mundo, atrás apenas do câncer de pele não melanoma, já tendo ultrapassado o câncer de colo de útero segundo as estatísticas oficiais. Segundo o Instituto Nacional de Câncer (INCA), órgão auxiliar do Ministério da Saúde, cerca de 66 mil mulheres são acometidas pela doença anualmente, o que coloca o câncer de mama como uma prioridade na agenda de saúde do país. Portanto, é uma neoplasia cuja prevenção pode impactar positivamente uma grande parcela da população.

Mas o que é prevenção? E por que a mamografia ainda é considerada o melhor método para o diagnóstico precoce do câncer de mama?

Prevenir significa se antecipar e tentar evitar um mal – ou, pelo menos, minimizá-lo. Vem daí o conceito de prevenção primária, que engloba ações realizadas para evitar a ocorrência de uma doença. A estratégia consiste na promoção da saúde e na redução da exposição aos fatores de risco. A manutenção de peso corporal adequado, a atividade física regular e a redução do consumo de bebida alcoólica são medidas benéficas, podendo diminuir em até 28% o risco de câncer de mama na população brasileira.

Na prevenção secundária, a estratégia é realizar o diagnóstico da doença o mais precocemente possível e, assim, reduzir o número de casos identificados em estágios avançados. Habitualmente, consiste em duas ações: o diagnóstico precoce e o rastreamento.

O diagnóstico precoce prioriza a educação da mulher e dos profissionais da saúde para o reconhecimento dos sinais e sintomas do câncer de mama, propiciando um fluxo rápido e fácil aos serviços de saúde. Foi nesse contexto que, nos anos 1950, nos Estados Unidos, o autoexame das mamas surgiu; contudo, em meados dos anos 1990, ensaios clínicos mostraram que o autoexame não foi capaz de reduzir a mortalidade pelo câncer de mama. A técnica – muito detalhada –

do autoexame tinha que ser executada em um certo dia do mês, o que diminuiu a adesão das mulheres. A partir de então, vários países implementaram a estratégia do *breast awareness* (autocuidado, autoconhecimento voltado para a atenção da saúde das mamas). Por ser mais livre e atemporal, o autocuidado estimula que todas as mulheres, independentemente da idade ou do *status* menstrual, conheçam suas mamas e procurem atendimento especializado se alguma alteração for notada.

O rastreamento deve ser oferecido quando houver uma população assintomática na qual o balanço entre os riscos e os benefícios dessa prática seja mais favorável e haja impacto na redução da mortalidade. A mamografia de rastreamento é o que o público conhece como exame de rotina. Detectar precocemente um caso de câncer de mama antes que ele seja palpável ao exame físico significa melhorar o prognóstico da doença, inclusive com tratamentos cirúrgicos menos radicais. A contrapartida é que exames falso-positivos acabam por gerar ansiedade e excesso de biópsias; os falso-negativos levam a uma sensação de falsa tranquilidade para a mulher; há os casos de *overdiagnosis* (sobrediagnóstico) e *overtreatment* (sobretratamento, excesso de tratamento), relacionados ao diagnóstico e ao tratamento de tumores de comportamento indolente que possivelmente não seriam uma ameaça à vida; e, por fim, há o risco da exposição à radiação ionizante emitida pela mamografia, especialmente se frequente ou sem controle de qualidade.

A mamografia é o único método com eficácia comprovada em redução de mortalidade por câncer de mama em programas de rastreamento. Houve diminuição da mortalidade pela doença em países que adotaram a estratégia de realizar programas efetivos de rastreamento mamográfico, sendo o método preconizado para rastreamento na rotina da atenção à saúde da mulher no Brasil e em vários países. A mamografia é o exame mais sensível para o diagnóstico das calcificações, que podem estar associadas ao câncer *in situ* ou microinvasivo, cujas taxas de cura com tratamento adequado são próximas de 100%.

Assim, é importante conscientizar as mulheres de que a ultrassonografia (USG) não é considerada um método de rastreamento. Embora ela seja mais confortável para a paciente, deve ser realizada de modo complementar à mamografia. A ressonância magnética (RMN) cumpre papel semelhante, ficando sua indicação no rastreamento reservada para casos especiais, como algumas pacientes com alto risco genético. Geralmente, o câncer de mama hereditário responde por cerca de 5% de todos os casos e requer acompanhamento individualizado das pacientes.

O câncer de mama masculino é considerado raro e não possui política de rastreamento mamográfico.[1] Dessa forma, a conscientização sobre a saúde das mamas deve ser enfatizada para o público masculino com o intuito de reduzir a desinformação sobre o tema.

A época de início e a periodicidade da mamografia variam de acordo com as recomendações de cada país. No Brasil, o Ministério da Saúde recomenda a mamografia para as mulheres de 50 a 69 anos a cada dois anos por considerar que o benefício é maior nessa faixa etária. A maioria das sociedades médicas, como o Colégio Brasileiro de Radiologia (CBR), a Sociedade Brasileira de Mastologia (SBM) e a Federação Brasileira das Associações de Ginecologia e Obstetrícia (Febrasgo), recomenda o exame anual a partir dos 40 anos de idade, com o intuito de incluir uma faixa etária responsável por cerca de 15% a 20% dos casos de câncer de mama. O tema permanece no centro dos debates, com argumentos pró e contra de ambas as partes.

Algumas mulheres são relutantes em realizar a mamografia, seja por causa da compressão necessária que o equipamento faz, seja pelo receio de ter alguma alteração detectada. A maioria dos exames de mamografia em uma população geral costuma ser negativa para o câncer, e a necessidade de reconvocação para complementação faz parte do estudo por imagem de alguma alteração observada.

É nesse contexto que se insere a profissional das técnicas radiológicas especialista em mamografia, qualificada para a realização do exame de mamografia. É a pessoa responsável por posicionar a paciente e operar o equipamento. A profissão cresceu nos últimos anos e acompanhou a disseminação dos mamógrafos pelo país. Trata-se de

---

[1] Assim, a mamografia, quando realizada em homens, assume um caráter exclusivamente diagnóstico, em caso de suspeita que indique o exame. Pelo fato de este livro se inserir no contexto de saúde pública, adotamos a forma feminina ao nos referirmos ao público atendido (ou seja, "a paciente").

uma atividade predominantemente feminina,[2] embora não existam restrições legais a que os homens a exerçam. Independentemente do gênero, a pessoa precisa estar apta a realizar o exame com técnica adequada, explicando todas as etapas à paciente; manter-se atualizada; ter empatia, de forma que consiga compreender os medos e as apreensões da paciente; e saber trabalhar em conjunto com outros profissionais.

A profissional das técnicas radiológicas especialista em mamografia costuma formar uma parceria com o médico responsável pela interpretação e pelo laudo do exame. Um exame realizado com má qualidade técnica pode deixar passar alterações que necessitem de uma intervenção, acarretando atrasos no tratamento e piorando o prognóstico. Assim, é de suma importância a profissional compreender os principais instrumentos de garantia de qualidade da imagem, do laudo/diagnóstico e da dose de radiação empregada.

A motivação para escrever este livro veio do engajamento na causa do câncer de mama e do entendimento de que a mamografia salva vidas. Disseminar o conhecimento em prol do diagnóstico precoce do câncer de mama nos levou a escrever um material direto e objetivo, voltado à profissional que precisa estar constantemente atualizada. Além dos aspectos radiológicos e referentes à realização do exame, o conteúdo abrange anatomia, fisiologia e as principais alterações benignas e malignas que podem acometer as mamas. Com esse conhecimento, fica mais fácil compreender as várias posições durante os exames e os procedimentos invasivos, o sistema de laudos ACR BI-RADS® e a necessidade do controle de qualidade em imagem, por exemplo.

O câncer de mama é uma doença multifatorial e bastante heterogênea quanto à apresentação clínica e imagenológica na resposta aos vários tratamentos e nos aspectos relativos às recidivas e disseminações sistêmicas. Contudo, a detecção precoce por meio da mamografia e o atendimento resolutivo das lesões suspeitas são capazes de reduzir a mortalidade pelo câncer de mama e propiciar tratamentos menos mutilantes às mulheres.

---

[2] Por essa razão, adotamos neste livro a forma "a profissional", no feminino.

Embriologia, fisiologia e anatomia da mama aplicadas à imagem

1

Maria Isabela B. A. C. Sawada

O conhecimento da embriologia, da fisiologia e da anatomia das mamas é importante para a compreensão das principais alterações benignas e malignas que podem acometer o órgão, bem como para auxiliar no adequado posicionamento das mamas durante os exames de imagem.

Embriologia

As mamas têm sua origem em um espessamento longitudinal na parede anterior do tórax do embrião que se estende até a região inguinal (virilha) denominado crista mamária primitiva ou "linha do leite". A regressão da crista mamária ocorre por volta da 12ª semana do desenvolvimento embrionário, exceto no tórax, no qual persistem duas saliências que vão originar as papilas mamárias (os mamilos). Próxima ao nascimento, a glândula mamária apresenta-se semelhante em ambos os sexos, constituindo um sistema ramificado de ductos.

Na puberdade feminina, os brotos glandulares começam a se desenvolver a partir da pele na direção da parede torácica. Os ductos, incluídos no broto glandular, alongam-se e ramificam-se. Conforme afastam-se de sua origem, eles se tornam progressivamente mais finos e delicados e terminam em fundo cego, como dedos de luva, no nível dos lóbulos. Na mama masculina, ocorre o desenvolvimento de um sistema ductal rudimentar, e a glândula permanece pequena e achatada.

Algumas condições que afetam as mamas têm sua origem em falhas do desenvolvimento, como as anormalidades congênitas descritas no quadro abaixo.

QUADRO 1.1 – PRINCIPAIS ANORMALIDADES CONGÊNITAS DAS MAMAS.

Anormalidade congênita	Significado
Politelia.	Mamilos supranumerários.
Atelia.	Ausência da aréola e do mamilo.
Polimastia ou mamas acessórias.	Presença de mais de 2 glândulas mamárias, geralmente nas axilas.
Amastia.	Ausência de mama, aréola e mamilo.
Amasia.	Ausência de mama, mas com aréola e mamilo.
Hipotrofia.	Mamas de pequeno volume.
Hipertrofia.	Mamas de grande volume.
Simastia.	Perda do sulco intermamário.
Assimetria.	Mamas direita e esquerda de tamanhos diferentes.
Síndrome de Poland.	Hipotrofia da mama com agenesia[1] total ou parcial do músculo peitoral maior e defeitos no membro superior.

Fisiologia

As mamas são glândulas sudoríparas modificadas cuja função é a produção do leite para nutrir o recém-nascido. O tecido mamário glandular sofre alterações e é suscetível a estímulos neuro-hormonais

---

[1] Agenesia se refere à atrofia de um órgão ou tecido por parada de desenvolvimento na fase embrionária.

ao longo da vida da mulher, especialmente na gestação e na lactação, e em menor grau durante o ciclo menstrual. Isso reforça a noção de que **as mamas são órgãos dinâmicos** do ponto de vista fisiológico.

Além disso, praticamente não existem duas pessoas com mamas estruturalmente idênticas, havendo também modificações de acordo com aumento ou perda de peso. Não há uniformidade na distribuição nem dos elementos fibroglandulares nem da gordura.

Em **mulheres jovens**, especialmente antes da primeira gestação, observa-se predomínio de tecido glandular e tecido conjuntivo nas mamas, com pouco tecido adiposo de permeio. A mamografia nessa fase da vida evidencia **mamas densas**, que podem eventualmente obscurecer lesões.

Na **menopausa,** há redução dos estímulos hormonais femininos. Ocorre a involução do tecido glandular, com substituição deste por tecido adiposo (lipossubstituição). Com o envelhecimento, o tecido adiposo se torna dominante, e os **ductos lactíferos** acabam por se tornar **mais visíveis** nas mamografias realizadas em mulheres idosas.

Durante a gestação e a lactação, o estímulo hormonal leva à proliferação das estruturas glandulares mamárias com a finalidade da produção do leite. O órgão aumenta de volume bilateralmente, tornando as estruturas borradas e de difícil avaliação na mamografia. Caso seja necessário realizar uma mamografia quando a paciente estiver amamentando, o ideal é que a mulher amamente ou retire o leite com bomba antes de fazer o exame. Na gestação não é indicada a realização da mamografia de rotina em razão da emissão dos raios X. Em caso de suspeita de câncer de mama, o exame pode ser realizado com proteção do abdome da gestante com avental de chumbo e conforme indicação médica, resultando em baixas doses de exposição materno-fetal. A ultrassonografia (USG) mamária é considerada o exame de imagem indicado para avaliação inicial dos sintomas mamários em gestantes e lactantes, pois apresenta elevada sensibilidade diagnóstica e não emite radiação ionizante (LOIBL *et al.*, 2017).

Ao longo do ciclo menstrual, há variações hormonais que podem deixar as mamas doloridas, especialmente no período pré-menstrual. Isso pode acarretar compressão inadequada das mamas durante a mamografia, prejudicando a técnica do exame. As mulheres devem ser incentivadas a fazerem o **exame na primeira metade do ciclo**, quando suas mamas poderão ser comprimidas com menos desconforto.

Anatomia

Segundo Dronkers *et al.* (2003, p. 6), "a anatomia normal da mama (...) exibe uma grande variação que é também refletida nas mamografias".

As mamas apresentam diferenças na forma e no volume entre diversos indivíduos de uma população e, no mesmo indivíduo, conforme fatores como idade, gravidez, lactação e obesidade. As mamas direita e esquerda não têm dimensões ou volumes iguais na mesma mulher.

As mamas são estruturas pares localizadas na parede anterior do tórax, entre o 3º e o 7º arcos costais, anteriormente aos músculos peitoral maior e serrátil anterior, entre o bordo do esterno e a linha axilar média. Possuem geralmente forma cônica com a base voltada para o tórax e apresentam, em sua extremidade anterior, a papila (mamilo), rodeada por uma área circular pigmentada, a aréola.

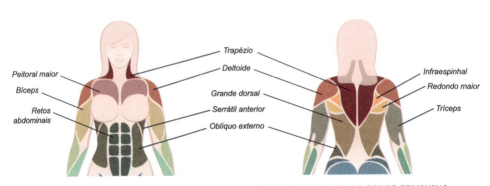

FIGURA 1.1 – DIAGRAMA MUSCULAR DA PARTE SUPERIOR DO CORPO FEMININO.

A face posterior da mama (base) tem forma aproximadamente circular e se relaciona predominantemente com a fáscia[2] do músculo

---

[2] Lâmina de tecido fibroso que recobre alguns músculos e na qual eles se fixam (MICHAELIS, 2015).

peitoral maior, sendo que a mama ultrapassa o bordo lateral desse músculo. Uma parte da base mamária se relaciona com o músculo serrátil anterior, e apenas uma pequena parte, com a aponeurose[3] do músculo oblíquo. Essa face da mama está separada da fáscia do músculo peitoral maior por uma fina camada de tecido conjuntivo frouxo e tecido adiposo, originando o espaço retromamário (atrás da mama), que permite alguma mobilidade da mama sobre a fáscia do peitoral. Na região superolateral (superior, ao lado) das mamas costuma-se observar um prolongamento de tecido mamário que contorna o bordo lateral do peitoral maior e alcança a região axilar em maior ou menor extensão, o prolongamento axilar (ou cauda de Spence). Deve-se dispensar atenção ao prolongamento axilar durante o exame físico e no posicionamento para realização dos métodos de imagem, pois essa região pode ser acometida por doenças também.

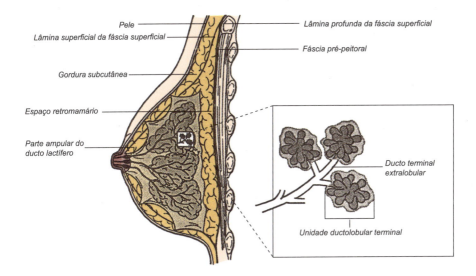

FIGURA 1.2 – ANATOMIA ESQUEMÁTICA DA MAMA E REPRESENTAÇÃO DA UNIDADE DUCTOLOBULAR TERMINAL.
Fonte: Kopans e Vasconcelos (2008).

---

[3] Membrana branca e consistente, que envolve os músculos ou os liga às partes que eles movem. Às vezes, exerce também a função de fáscia para outros músculos (MICHAELIS, 2015).

A face anterior da mama é convexa e revestida de pele lisa e aderente às camadas subjacentes, possuindo em sua extremidade o mamilo. O mamilo se situa no centro da aréola e apresenta cerca de 12 a 20 orifícios de saída dos ductos lactíferos. Possui forma variada, podendo ser mais ou menos elevado, plano ou invertido.

A aréola é uma estrutura discoide ou arredondada encontrada na face anterior da mama rodeando o mamilo. A aréola possui entre 15 e 20 pequenas saliências conhecidas como tubérculos mamários (tubérculos de Montgomery), que definem as aberturas das glândulas que secretam uma substância lubrificante com a finalidade de proteger a aréola e o mamilo durante a lactação.

A pele que reveste a mama apresenta de 0,5 mm a 2 mm de espessura e pode aumentar inferiormente, na transição da prega axilar, bem como na região areolar. Pode ser sede de nevos ("pintas" comuns), pólipos, verrugas, cistos sebáceos e outras lesões que, quando elevadas, podem induzir o radiologista ao equívoco por simularem lesões intramamárias. Na realização da mamografia, devem-se marcar essas lesões com um reparo metálico para que não sejam confundidas com nódulo mamário verdadeiro. Calcificações cutâneas também podem ser detectadas nas mamografias. São caracterizadas por centro radiotransparente (ou seja, que permite mais facilmente a passagem da radiação), e é possível que sejam necessárias incidências[4] especiais para a confirmação de sua origem.

Abaixo da pele está a camada superficial da fáscia, que no nível da mama se divide em camadas superficial e profunda. A mama desenvolve-se entre essas lâminas e é envolvida por elas. A lâmina profunda forma a fáscia retromamária, situada imediatamente sobre a fáscia que reveste o músculo peitoral maior, proporcionando superfícies que permitem algum movimento da mama sobre a parede torácica. As fáscias não promovem isolamento completo entre a mama e o músculo peitoral maior, pois vasos sanguíneos e linfáticos penetram nas camadas fasciais, seguindo entre o músculo e a mama.

---

[4] Como será possível ver mais adiante no livro, o termo "incidência" descreve a direção ou a trajetória do raio central que projetará a imagem na mamografia. Existem incidências de rotina ou básicas, complementares e especiais.

A mama é constituída por tecido glandular propriamente dito (parênquima), tecido adiposo e tecido conjuntivo, além de vasos e nervos, distribuídos em 15 a 20 lobos. Cada lobo mamário é drenado por um ducto lactífero, que se junta aos demais para formar o seio lactífero de localização subareolar. Os ductos lactíferos são responsáveis pela saída do leite através do mamilo. Na mamografia, os ductos lactíferos aparecem com densidades lineares ou levemente nodulares, propagando-se do mamilo para a periferia mamária.

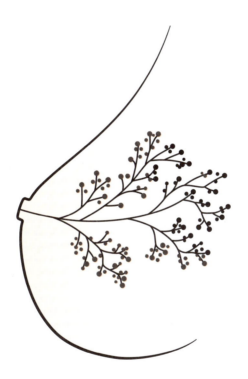

FIGURA 1.3 – DIAGRAMA ILUSTRANDO UM LOBO MAMÁRIO.
Fonte: Tabár e Dean (2012).

Envolvendo o cone parenquimatoso da mama há uma camada de tecido adiposo subcutâneo com espessura variável. A espessura do tecido adiposo subcutâneo muda de acordo com a pessoa e o peso dela. Em algumas mulheres, a camada de tecido adiposo é nitidamente separada do cone parenquimatoso da mama, enquanto em outras o tecido adiposo subcutâneo é indistinguível da gordura presente entre as estruturas glandulares.

O tecido conjuntivo se estende desde o espaço retromamário até a derme, propiciando a sustentação dos lobos mamários. O tecido conjuntivo determina a forma e a consistência da mama. Os ligamentos suspensores da mama também são conhecidos como ligamentos de Cooper e podem acarretar retração da pele quando há tumores subjacentes à pele.

Os ligamentos de Cooper são septos delgados da camada superficial da fáscia superficial e passam pela mama para agir como ligamentos suspensores do tecido mamário. Os ligamentos de Cooper direcionam-se em formato de leque junto da camada superficial e são ancorados no tecido subcutâneo e na pele. Habitualmente, os ligamentos de Cooper não são espessados e exibem um padrão regular. As extensões superficiais dos ligamentos de Cooper, também conhecidas como retináculos da pele ou cristas de Duret, fixam a mama à pele e podem ser observadas nas imagens radiológicas das mamas.

Inervação

A inervação da mama tem origem no plexo cervical[5] e, principalmente, nos nervos intercostais. Os nervos que suprem a mama originam-se principalmente dos ramos cutâneos anteriores e laterais dos nervos intercostais torácicos, com alguma inervação do plexo cervical para a parte superior da mama. A inervação profunda acompanha o trajeto das artérias e é constituída de ramos e troncos nervosos destinados à musculatura toracoaxilar e ao músculo braquial (flexão do cotovelo).

---

[5] "Rede" de nervos referente às vértebras do pescoço C1 a C4 que proporciona as ligações nervosas da cabeça com o pescoço e os ombros.

Vascularização arterial e venosa

A vascularização arterial da mama ocorre através das artérias torácica superior, torácica lateral, toracoacromial, torácica interna (também conhecida como artéria mamária interna) e intercostais posteriores. A artéria torácica interna contribui com cerca de 60% do suprimento sanguíneo da mama. As artérias intercostais posteriores possuem menor importância. Artérias maiores podem ser vistas em mamografias como densidades lineares que não convergem para a papila. Paredes vasculares calcificadas ocorrem exclusivamente em artérias.

A circulação venosa acompanha aproximadamente a arterial em direção às veias axilar, torácica interna, cefálica e superficiais do abdome. As veias são a chave para o trajeto dos vasos linfáticos, pois estes costumam seguir o trajeto das veias. As veias profundas da mama drenam através do peitoral maior para as veias intercostais. As conexões dessas últimas com o plexo vertebral[6] proporcionam uma via para as metástases a distância (incluindo os cânceres que, originados na mama, podem se espalhar para outros órgãos quando não devidamente diagnosticados e tratados).

Sistema linfático

A drenagem linfática da mama tem implicações diagnósticas e terapêuticas, pois o tumor pode disseminar-se pelos vasos linfáticos. O sistema linfático também é uma via de acesso ao sistema vascular, pois a linfa retorna ao sistema venoso por meio do ducto torácico e de outras anastomoses (comunicações entre dois vasos).

Os vasos linfáticos estão presentes no estroma[7] mais celular e mais vascularizado e não são visíveis na mamografia. Sua drenagem ocorre profundamente no tecido glandular para os linfonodos[8] regionais, cerca de 75% para os linfonodos da região axilar e o restante para os

---

[6] Rede de veias que se estende ao longo de toda a coluna vertebral.

[7] O estroma corresponde ao tecido adiposo e ao tecido conjuntivo que envolvem os ductos e lobos, os vasos sanguíneos e os vasos linfáticos.

[8] Linfonodos são os gânglios linfáticos, que têm a função de filtrar a linfa que corre nos vasos linfáticos.

linfonodos paraesternais (intratorácicos). Aproximadamente 5% dos linfonodos mamários são vistos nas mamografias, mais frequentemente no quadrante superolateral. Os linfonodos mamários têm que estar envoltos por tecido fibroglandular para diferenciá-los dos linfonodos axilares. Nas mamografias, os linfonodos mamários exibem aparência típica: possuem menos de 0,5 cm a 1,0 cm de diâmetro e, dependendo da projeção, podem ser ovais ou redondos. Um pequeno recesso corresponde ao hilo linfonodal (que é o local pelo qual entram as artérias e saem veias e vasos linfáticos). A radiotransparência central dentro de um linfonodo é sinal de benignidade. O conteúdo adiposo pode dilatar o linfonodo, e seu comprimento, ultrapassar 1,5 cm.

A drenagem linfática da mama se processa principalmente através da axila; contudo, uma pequena parte ocorre através da cadeia linfática da mamária interna. Existem também vasos linfáticos com trajeto descendente para o abdome superior e daí para o fígado. Alguns vasos linfáticos drenam através da mama contralateral ou diretamente para o mediastino.[9] Essas rotas explicam a disseminação metastática através dos vasos linfáticos para fígado, pulmões e mama contralateral, entre outras áreas.

Os linfonodos da região axilar são classicamente divididos em três níveis, de acordo com a relação com os músculos peitorais maior e menor. Os linfonodos do primeiro nível se localizam junto da margem lateral do músculo grande peitoral e se estendem para baixo até o prolongamento axilar da mama; quando aumentados de volume, são facilmente demonstráveis pela mamografia. Os linfonodos do segundo nível se localizam atrás do músculo peitoral menor e normalmente não são incluídos no campo de visão da mamografia, o mesmo ocorrendo com os do terceiro nível, situados medialmente e superiormente ao músculo peitoral menor até a clavícula.

---

[9] Mediastino é uma região do tórax limitada lateralmente pelos pulmões; à frente, pelo osso esterno; embaixo, pelo diafragma, e atrás, pela coluna vertebral.

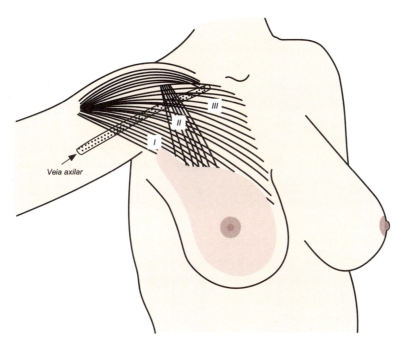

FIGURA 1.4 – CLASSIFICAÇÃO DOS LINFONODOS AXILARES SEGUNDO SUA RELAÇÃO COM MÚSCULO PEITORAL MENOR: NÍVEL I (LATERAL), NÍVEL II (POSTERIOR) E NÍVEL III (MEDIAL).
Fonte: Kopans e Vasconcelos (2008).

Relações com os órgãos vizinhos

O músculo peitoral maior apresenta forma de leque. A margem lateral do peitoral maior é livre, permitindo ampla mobilidade desse músculo em sentido medial, o que facilita manobras para o adequado posicionamento da mama na incidência mediolateral oblíqua (MLO). A melhor forma para visualizar a maior parte do tecido mamário é posicionando a mama de modo que o plano de compressão seja paralelo às fibras oblíquas da margem livre do músculo peitoral maior. Isso admite uma tração máxima da mama, de modo que se pode posicioná-la completamente sobre o detector e comprimi-la com conforto. Essa manobra também permite a avaliação da porção de mama lateral ao músculo peitoral maior e da axila.

O músculo peitoral menor está sob o peitoral maior, estendendo-se da 3ª, 4ª e 5ª costelas até o processo coracoide[10] da escápula. O músculo peitoral menor eventualmente pode ser incluído na incidência MLO sob a forma de um pequeno triângulo no ângulo superior da imagem. Este constitui um reparo importante na avaliação dos linfonodos axilares, pois aqueles localizados lateralmente ao peitoral menor pertencem ao primeiro nível. Os linfonodos axilares do primeiro nível são os geralmente identificados na mamografia. Os linfonodos do segundo e do terceiro níveis são mais profundos e não costumam ser identificados no exame mamográfico.

O músculo esternal é um músculo fino que corre paralelamente ao esterno e é encontrado em 4% a 11% dos indivíduos. Geralmente, se apresenta em forma de labareda na incidência craniocaudal (CC) da mamografia. Parece não ter valor funcional e pode ser uni ou bilateral, mas em caso de dúvida é necessário complementar com outros métodos de imagem, como ressonância magnética (RMN), tomografia computadorizada (TC) ou ultrassonografia.

Anatomia segmentar da mama

Cada ducto principal e seus tributários são considerados um lobo ou segmento mamário. Existe variação no volume e na geografia drenados por cada rede ductal. Não há delimitação separando os vários lobos, e os ramos de uma determinada rede ductal nem sempre seguem uma distribuição previsível. O tecido glandular secretor encontra-se localizado na periferia da mama.

Segundo Kopans e Vasconcelos (2008), a ramificação prossegue até que o ducto distal termine em um grupo de dúctulos cegos (semelhantes aos dedos de uma luva) que forma uma coleção de 25 a 30 elementos glandulares ao redor de um ducto terminal, como uvas ocas em um cacho. Esse conjunto forma o lóbulo. O ramo final do ducto antes de entrar no lóbulo denomina-se ducto terminal extralobular. O ducto terminal extralobular e seu lóbulo formam o que se chama unidade ductal lobular terminal (UDLT).

---

[10] Pequena estrutura em forma de gancho que sai da escápula apontando para a frente.

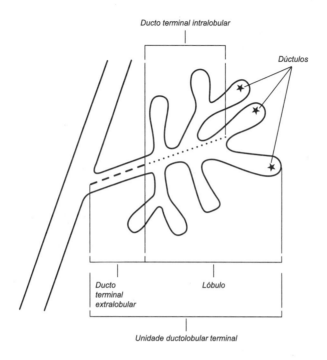

FIGURA 1.5 – DIAGRAMA ILUSTRANDO UMA UDLT.
Fonte: Tabár e Dean (2012).

A UDLT é a **estrutura mais importante** da mama e corresponde à unidade histológica[11] básica. É a unidade glandular que produz o leite, e acredita-se que a maioria dos cânceres tenha origem na UDLT. Além do câncer, a maioria das lesões benignas que surgem na mama, como cistos e fibroadenomas, desenvolve-se na UDLT. As UDLTs não são encontradas apenas no tecido mamário profundo; também podem se originar de ramos imediatos sob o mamilo ou outros locais da mama. Assim, os cânceres podem ocorrer abaixo do mamilo ou em qualquer lugar da mama, e não apenas na periferia.

---

[11] O termo "histológico", bastante presente neste livro, refere-se à histologia (também conhecida como anatomia microscópica ou biologia tecidual), que estuda a estrutura microscópica de células, tecidos e órgãos.

O tecido fibrogorduroso circunda as estruturas ductulares e lobulares, e as células mioepiteliais formam uma camada contínua entre as células cuboides de revestimento e a membrana basal. A membrana basal separa as células epiteliais do tecido conjuntivo. A avaliação da membrana basal é importante na medida em que sua interrupção por células neoplásicas significa que o carcinoma é invasivo.

Os lóbulos medem de 0,5 mm a 1 mm e são visíveis em mamografias como pequenos nódulos, contanto que eles estejam separados dos demais no tecido adiposo circundante. A superposição do tecido faz com que pareçam confluentes, resultando em densidades de formas e tamanhos diversos.

Alterações benignas das mamas 2

Maria Isabela B. A. C. Sawada

O conhecimento das principais condições benignas que podem acometer as mamas é primordial para o diagnóstico e o tratamento adequados dessas alterações. Este capítulo faz uma breve revisão das principais situações vivenciadas na prática clínica e sua correlação com a mamografia.

Mastalgia

Mastalgia ou dor mamária é uma queixa bastante frequente, e até 70% das mulheres poderão sentir dor nas mamas em algum momento da vida. A mastalgia pode ter origem na própria mama ou fora dela, comumente relacionada à parede torácica. Apesar da cancerofobia, é importante esclarecer às mulheres que o câncer de mama raramente produz dor. Os exames de imagem relacionados à mastalgia são inespecíficos.

Lesões benignas

A maioria das lesões diagnosticadas em exames mamográficos de rotina corresponde a lesões benignas. As mais comuns são os cistos e os fibroadenomas, que podem ser identificados como nódulos na mamografia.

Cabe um esclarecimento sobre o termo "nódulo": toda estrutura tridimensional que apresenta bordos convexos (ou seja, com uma superfície que se curva para fora) e que produz efeito de massa sobre os tecidos próximos, isto é, que rechaça as estruturas próximas, é chamada de nódulo ou massa. O conteúdo de um nódulo pode ser líquido (por exemplo, cistos, galactoceles) ou sólido (como o fibroadenoma e o próprio câncer). Assim, é necessário esclarecer à paciente que os termos "nódulo" e "câncer" não são sinônimos, tratando-se apenas da nomenclatura correta quanto à morfologia das lesões. A ultrassonografia mamária é o método mais apropriado para diferenciar os conteúdos dos nódulos observados à mamografia, caracterizando essas lesões como císticas ou sólidas.

Cistos

Decorrem da involução dos lóbulos mamários e são mais comuns dos 35 aos 50 anos. Podem ser únicos ou múltiplos, uni ou bilaterais, aumentar de tamanho ou desaparecer independentemente de medidas terapêuticas. Caracterizam-se por nódulos de aparecimento súbito, móveis, de consistência amolecida ou fibroelástica e com contornos regulares, preenchidos por líquido amarelo citrino ou esverdeado. Podem ser dolorosos ou não. A mamografia pode demonstrar nódulo único ou várias imagens de forma oval ou redonda e margens circunscritas, porém o método de escolha para o diagnóstico é a ultrassonografia. A USG é apropriada para diferenciar as lesões sólidas e as císticas, além de poder guiar procedimentos invasivos. A conduta é expectante[1] para cistos assintomáticos, reservando-se as punções para os casos de cistos sintomáticos ou em que haja dúvida diagnóstica.

Fibroadenomas

Comuns abaixo dos 35 anos, embora possam ocorrer em qualquer idade. São os mais comuns entre os nódulos benignos da mama, e a maioria dos estudos sugere que os fibroadenomas promovem mínimo ou nenhum risco de desenvolvimento do câncer de mama. São nódulos sólidos únicos ou múltiplos, uni ou bilaterais. A maioria mede entre

---

1 Denominada vigilância ativa ou monitoramento ativo, consiste em não realizar qualquer tratamento invasivo no momento. Deve-se acompanhar a evolução do quadro.

2 cm e 3 cm, mas pode atingir dimensões maiores, entre 6 cm e 7 cm, sendo denominados fibroadenomas gigantes.

Por acometer mulheres mais jovens, a mamografia nem sempre está indicada, pois o parênquima denso nessa faixa etária pode dificultar a visualização dos nódulos. Em mamas com alguma lipossubstituição, observam-se na mamografia nódulos circunscritos, ovais ou lobulados e com média densidade.

Nas pacientes mais velhas, pode haver deposição de cálcio com formação das características calcificações "em pipoca". Essas calcificações são grosseiras, de alta densidade e bem circunscritas. Atualmente, o tratamento cirúrgico é reservado para os fibroadenomas de grandes dimensões ou àqueles que aumentaram de tamanho durante o acompanhamento.

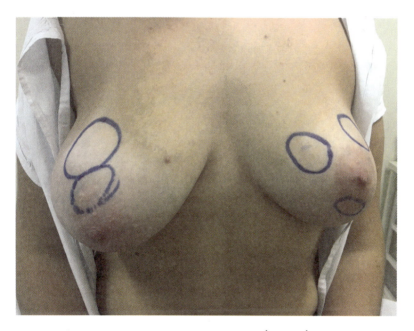

FOTO 2.1 – MULHER DE 22 ANOS COM QUEIXA DE VÁRIOS NÓDULOS EM AMBAS AS MAMAS. O EXAME FÍSICO DEMONSTROU NÓDULOS BILATERAIS, MÓVEIS E COM CONSISTÊNCIA FIBROELÁSTICA (VER MARCAÇÃO NA PELE DA PACIENTE). DIAGNÓSTICO: FIBROADENOMAS BILATERAIS. OS FIBROADENOMAS SÃO COMUNS EM MULHERES JOVENS, PODEM SER BILATERAIS E NÃO AUMENTAM O RISCO PARA CÂNCER DE MAMA.

Hamartomas

São massas benignas que contêm tecido mamário normal, porém os tecidos fibroglandular e adiposo são mesclados de maneira desorganizada, envoltos por uma pseudocápsula. Costumam ser unilaterais e macios à palpação. São mais frequentes em mulheres entre 40 e 55 anos. A mamografia é característica: um nódulo de dimensões variáveis, delimitado e circundado por halo radiotransparente, com densidade semelhante à do parênquima mamário e entremeado com gordura.

Papilomas

Desenvolvem-se no interior do lúmen dos grandes e médios ductos mamários. Os papilomas podem ser solitários ou múltiplos e podem sofrer necrose, hemorragia e metaplasia escamosa.

O **papiloma solitário** apresenta-se clinicamente como descarga papilar hemorrágica ou hemática, uniductal e unilateral. Ou seja, a mulher pode expelir fluidos sanguinolentos por um dos mamilos. É responsável por 35% a 70% dos casos de fluxo papilar patológico. A saída da secreção pode ser intermitente. A mamografia geralmente é realizada em função da faixa etária, porém costuma ser inespecífica. A ductografia[2] pode demonstrar falha de enchimento no ducto, embora seja um exame pouco realizado. O tratamento geralmente consiste na remoção cirúrgica do ducto acometido.

Os **papilomas múltiplos** são periféricos, pois formam-se na UDLT. A mamografia pode evidenciar nódulos de vários tamanhos lobulados, periféricos e múltiplos. Somente 20% das pacientes com papilomas múltiplos apresentam fluxo papilar. A maioria não causa secreção. Acredita-se que aumentem o risco para o câncer de mama, razão pela qual o tratamento geralmente consiste na remoção cirúrgica.

---

2   A ductografia, exame realizado em mamógrafos analógicos e digitais, utiliza contraste iodado, que é introduzido no orifício que apresenta a secreção.

Cistos oleosos, calcificações distróficas e necrose gordurosa

São relacionados a trauma, manipulação cirúrgica, radioterapia, hematomas ou abscessos curados.

QUADRO 2.1 – ACHADOS MAMOGRÁFICOS DE CISTO OLEOSO, CALCIFICAÇÃO DISTRÓFICA E NECROSE GORDUROSA.

Lesão benigna	Mamografia
Cisto oleoso.	Nódulo radiotransparente, ovoide, circunscrito, finas calcificações parietais ("casca de ovo").
Calcificação distrófica.	Calcificações grosseiras, com alta densidade, podendo apresentar o centro radiotransparente, com formas, tamanhos e densidades variáveis.
Necrose gordurosa.	Calcificações podem estar associadas a um ou mais nódulos de densidade mista e a cistos oleosos.

Lipomas

São semelhantes aos lipomas encontrados em outras regiões do corpo e consistem em tecido adiposo maduro. Apresentam-se como nódulos circunscritos contendo tecido adiposo, radiotransparente e circundado por fina linha radiopaca, que corresponde a uma cápsula fibrosa.

Hematomas

São a lesão mais comum secundária a um trauma na mama. Em caso de coleção localizada de sangue, a lesão é bem circunscrita. Nesse caso, o achado mamográfico precoce é um nódulo oval ou redondo e isodenso (tem a mesma densidade do tecido da mama) com margens indistintas. Tardiamente, os hematomas podem se manifestar como lesões espiculadas ou distorções arquiteturais, simulando neoplasia.

Galactoceles

Ocorrem geralmente em pacientes jovens durante a lactação. Trata-se de um cisto contendo leite em seu interior. Podem se apresentar na mamografia como nódulo contendo um nível com densidade de água inferiormente e densidade de gordura superiormente ou densidade de água e gordura misturadas, produzindo uma imagem semelhante à do hamartoma.

Derrame mamilar

Pode ser espontâneo ou provocado pela expressão[3] da aréola e da papila; uni ou multiductal; uni ou bilateral; e o fluxo mamilar pode variar em cor, desde uma secreção esbranquiçada até amarronzada, esverdeada ou vermelha.

QUADRO 2.2 – CARACTERÍSTICAS DOS DERRAMES MAMILARES.

Cor do fluxo	Quantidade de ductos envolvida	Causa provável
Hemático ou hemorrágico.	1 (uniductal).	Papiloma, câncer.
Seroso ("água de rocha").	1 (uniductal).	Câncer, papiloma.
Branco leitoso.	Vários (multiductal).	Gestação, lactação. Adenoma de hipófise, doença de Cushing, uso de medicamentos (antidepressivos, antieméticos, anti-hipertensivos).
Esverdeado, amarronzado.	Vários (multiductal).	Ectasia ductal (alteração dos ductos associada a fibrose e inflamação).

---

3 Expressão, neste contexto, significa uma manobra realizada durante o exame físico das mamas. Consiste em pressionar suave e firmemente os mamilos com o intuito de identificar derrame mamilar.

ALTERAÇÕES BENIGNAS DAS MAMAS

Deve causar preocupação o derrame que ocorre espontaneamente, uniductal, seroso ou hemático. As lesões que causam derrame costumam ser pequenas, podendo não apresentar expressão na mamografia.

Mastites

São processos inflamatórios da mama e podem ser classificadas em mastites agudas e crônicas. As **mastites agudas** são relacionadas ao ciclo gravídico-puerperal, decorrentes de traumas ou fissuras na região do complexo aréolo-papilar em razão da sucção do bebê. A ultrassonografia pode identificar áreas de abscesso.

As **mastites crônicas** se subdividem em específicas (quando causadas por agentes infecciosos ou doenças crônicas, como tuberculose, diabetes e lúpus) e inespecíficas (mastite ou abscesso subareolar recidivante). Há ainda as mastites especiais (mastite granulomatosa idiopática). A mamografia nas mastites crônicas costuma evidenciar áreas de assimetria ou nódulos indistinguíveis das neoplasias.

O **abscesso subareolar recidivante** é uma condição inflamatória recorrente, que afeta os ductos da região subareolar, mais comum em mulheres dos 30 aos 40 anos. Essa inflamação é fortemente associada ao fumo, à obesidade e ao diabetes. Caracteriza-se clinicamente por dor, nodulação, hiperemia (vermelhidão), pode ser uni ou bilateral e pode provocar fístulas e saída de secreção purulenta próximo à região areolar, que cicatriza posteriormente. O quadro é recorrente, e a mulher deve ser encorajada a abandonar o cigarro. Sequelas como cicatrizes e retração papilar podem ocorrer. O tratamento inclui uso de antibióticos, drenagem e remoção total ou parcial dos ductos acometidos, de acordo com o estágio da doença. O abscesso subareolar recidivante deve ser diferenciado da **ectasia ductal**, condição benigna que ocorre em mulheres mais velhas e consiste em dilatação dos ductos subareolares por líquido, secreções espessas não reabsorvidas e restos celulares, com fibrose em associação a um infiltrado inflamatório. Apresenta-se com secreção papilar amarronzada ou esverdeada multiductal. A mamografia pode produzir calcificações típicas em bastão secundárias à calcificação dos restos acumulados nos ductos, mantendo a orientação da árvore ductal.

Lesões cutâneas

A maioria das lesões cutâneas nas mamas é facilmente identificada no exame físico. Lesões maiores e elevadas devem ser marcadas com reparo metálico a fim de não serem confundidas com lesões intramamárias. As afecções cutâneas mais comuns são os nevos e as verrugas. Cicatrizes decorrentes de traumas ou cirurgias também podem ser marcadas durante a realização da mamografia. Algumas lesões cutâneas benignas, como o eczema e o pioderma gangrenoso, podem ser confundidas com o acometimento secundário da pele em razão do câncer de mama; nesses casos, a biópsia da pele é recomendada para o diagnóstico diferencial.

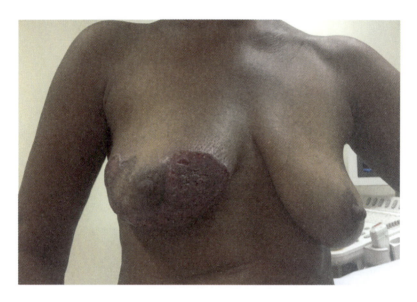

FOTO 2.2 – MULHER DE 51 ANOS COM QUEIXA DE FERIDA DOLOROSA NA MAMA DIREITA HÁ SEIS MESES, EVOLUINDO COM ULCERAÇÃO DA PELE. REALIZOU TRATAMENTO COM ANTIBIÓTICOS, PORÉM SEM MELHORA. O EXAME FÍSICO DEMONSTROU LESÃO ULCERADA POUPANDO ARÉOLA E MAMILO. A BIÓPSIA DA LESÃO DIAGNOSTICOU PIODERMA GANGRENOSO. FOI TRATADA COM CORTICOIDES E HOUVE REGRESSÃO DO QUADRO. O PIODERMA GANGRENOSO É UMA LESÃO INFLAMATÓRIA BENIGNA DA PELE QUE PODE ESTAR ASSOCIADA A DISTÚRBIOS AUTOIMUNES. É UMA CONDIÇÃO RARA, MAS DEVE SER LEMBRADA NO DIAGNÓSTICO DIFERENCIAL DE MASTITES, INFECÇÕES CUTÂNEAS E CÂNCER.

ALTERAÇÕES BENIGNAS DAS MAMAS

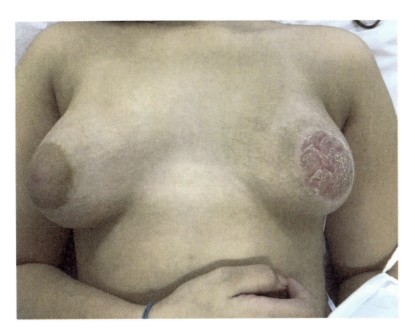

FOTO 2.3 – MULHER DE 23 ANOS COM QUEIXA DE FERIDA DOLOROSA NA ARÉOLA E NO MAMILO DA MAMA ESQUERDA HÁ OITO MESES, EVOLUINDO COM DESCAMAÇÃO E HIPEREMIA. REALIZOU TRATAMENTO COM ANTIBIÓTICOS, PORÉM SEM MELHORA. O EXAME FÍSICO DEMONSTROU LESÃO DESCAMATIVA, QUE FOI TRATADA COM CORTICOIDE TÓPICO, HAVENDO REGRESSÃO DO QUADRO. DIAGNÓSTICO: ECZEMA. A IDADE JOVEM E O ASPECTO DESCAMATIVO DA LESÃO NESTA PACIENTE AUXILIARAM NO DIAGNÓSTICO DIFERENCIAL COM DOENÇA DE PAGET DO MAMILO.

Síndrome de Mondor

É caracterizada por tromboflebite das veias superficiais da mama e da parede torácica anterior. Geralmente, há história de trauma prévio, mastite, procedimento invasivo na mama ou exercício físico extenuante. Os sintomas são dor, hiperemia e palpação de um cordão fibroso no trajeto do vaso acometido. A mamografia pode evidenciar uma densidade em forma de cordão correspondente à área do vaso trombosado. Costuma haver resolução completa em até seis semanas.

Tumor filoide

É um tumor fibroepitelial raro da mama, mais comum em mulheres com mais de 40 anos de idade e que corresponde a menos de 1% de todas as neoplasias mamárias. Clinicamente é um nódulo unilateral de crescimento rápido, indolor e que pode atingir grandes dimensões. A mamografia é inespecífica, com um nódulo semelhante ao fibroadenoma. Raramente apresenta calcificações. A biópsia é necessária para o diagnóstico definitivo, e indica-se cirurgia para remoção do tumor com margens. A lesão pode recidivar, mesmo após o tratamento cirúrgico.

Ginecomastia

Trata-se da proliferação de tecido mamário não neoplásico no homem, uni ou bilateral, que cursa com aumento do volume das mamas, assimetria, dor e eventualmente transtornos psicológicos. Há um desequilíbrio entre os hormônios femininos e os masculinos, com estímulo à proliferação glandular. É fisiológica na adolescência e na senilidade; durante a vida adulta, pode estar relacionada ao uso de certos medicamentos e suplementos. Não há aumento de risco de câncer de mama, exceto nos portadores da síndrome de Klinefelter. A mamografia tipicamente evidencia uma densidade triangular em forma de leque estendendo-se para trás a partir do mamilo; um depósito difuso de gordura e uma pequena densidade retroareolares também podem ser evidenciados. A incidência caudocranial (RCC, ou craniocaudal reversa) pode ser uma opção para maximizar a quantidade de tecido visto na mama masculina.

Cicatriz radiada (lesão esclerosante complexa)

A cicatriz radiada é uma doença benigna da mama, frequentemente múltipla e bilateral. Raramente produz lesão palpável, espessamento ou retração cutânea. É idiopática (ou seja, sua causa é desconhecida); não está relacionada a trauma conhecido. Na mamografia, a cicatriz radiada habitualmente tem tamanho maior que 5 mm, formando estruturas estreladas ou espiculadas, com centro radiotransparente. A lesão espiculada costuma se apresentar com finas e longas espículas, com variação da morfologia de uma incidência para outra e ausência de área central tumoral radiodensa equiparável ao comprimento das espículas. Embora alguns aspectos mamográficos clássicos possam sugerir a presença de cicatriz radiada, o diagnóstico diferencial final de carcinoma deve ser feito a partir de biópsia.

Adenose

A adenose simples se caracteriza por lesão derivada da UDLT com distorção dos lóbulos subjacentes, que assumem padrão em "floco de neve" na mamografia. Também são vistos calcificações redondas e depósitos tipo "leite de cálcio".

O cálcio se deposita nos ácinos com dilatação cística dos lóbulos, formando um pó insolúvel nos ácinos. Esses depósitos têm aspecto típico na mamografia e são facilmente reconhecidos como processo benigno. Como se assemelham ao leite fluido em um recipiente, foram chamados de leite de cálcio. Tipicamente, o cálcio aparece como um pontilhado na incidência craniocaudal; quando se obtém uma incidência lateral, o cálcio projeta-se como pequenos crescentes, pois o feixe passa lateralmente através da superfície côncava do material. O leite de cálcio acumula-se na parte inferior de um cisto, e as calcificações amoldam-se à curvatura do cisto.

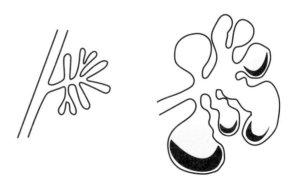

FIGURA 2.1 – ESQUEMA REPRESENTANDO AS CALCIFICAÇÕES DEPOSITADAS NA UDLT, FORMANDO CRESCENTES QUE PODEM SER VISTOS NA MAMOGRAFIA ("LEITE DE CÁLCIO").
Fonte: Tabár e Dean (2012).

A **adenose esclerosante** se caracteriza por esclerose e distorção das UDLTs, que se tornam alongadas e comprimidas pela esclerose. Necessita diagnóstico diferencial com cicatriz radial e com carcinoma tubular. Há área de espessamento mamário, e calcificações podem estar presentes.

Implantes mamários

Atualmente, é bastante comum a cirurgia de mamoplastia de aumento com implantes de silicone. Também é bastante difundido o uso de implantes e expansores temporários nas reconstruções mamárias decorrentes do câncer de mama. Apesar de não configurarem uma doença, os implantes mamários apresentam características próprias aos diferentes métodos de imagem e necessitam de manobras adicionais durante a realização da mamografia para melhor visualização do parênquima mamário.

No **início do século XX**, o aumento das mamas era obtido com a injeção de **parafina líquida**. Com o passar do tempo, resultava na formação de nódulos endurecidos (parafinomas), calcificações, fibrose e fístulas, além de embolia cerebral ou pulmonar. A mamografia de mamas submetidas a esse procedimento mostrava numerosas calcificações esparsas e bilaterais, geralmente anelares, e aumento da densidade mamária com retração areolar que podia simular o câncer.

Nos anos **1950** e **1960**, a injeção de **silicone líquido** se tornou uma alternativa à parafina. Contudo, o silicone se aglutina e forma nódulos granulomatosos (siliconomas) que podem migrar para axila, pescoço e regiões abdominal e inguinal. A mamografia após a injeção de silicone líquido revela nódulos bilaterais com aumento de densidade, geralmente circunscritos e que podem obscurecer a detecção do câncer. Atualmente, as injeções de parafina e silicone líquidos são proibidas no Brasil.

A injeção de tecido autólogo, como a gordura retirada do abdome ou do glúteo, se utilizada na região mamária, pode evoluir com necrose gordurosa, cistos oleosos ou fístulas. Nesses casos, a mamografia mostra nódulos de baixa densidade ou radiotransparentes e circunscritos, bem como achados relacionados à necrose gordurosa.

Os **primeiros implantes mamários** datam da década de **1960** e foram desenvolvidos com o intuito de conter o silicone em uma barreira para evitar as complicações do produto injetado diretamente no parênquima mamário. Atualmente, a maioria dos implantes mamários é de gel coesivo circundado por dois envelopes.

Qualquer implante estimula a formação de uma cápsula fibrosa ao seu redor que previne a dispersão do gel em caso de rotura do implante. Os implantes de silicone são radiopacos à mamografia, possuindo forma elíptica e contornos regulares. Estão localizados anteriormente ao músculo peitoral maior (pré-peitoral ou retroglandular) ou posteriormente ao músculo peitoral maior (sub ou retromuscular). Na incidência mediolateral oblíqua, consegue-se visualizar o músculo peitoral maior e definir a localização do implante. Na paciente que possui implantes é necessária a realização de manobras adicionais, como a manobra de Eklund, para melhor exposição do tecido glandular. Contudo, parte do tecido mamário permanece oculto pelo implante durante a mamografia. A mamografia não consegue avaliar a parede posterior do implante e não é capaz de diagnosticar o que há na parte radiopaca do implante, limitando-se ao estudo do seu contorno externo. Ondulações são achados comuns e desprovidos de significado clínico.

Os implantes expansores temporários, utilizados em reconstruções mamárias após o tratamento do câncer de mama, são implantes com lúmen único preenchidos com solução salina até ser atingido o volume desejado. Esses dispositivos são menos densos que os de silicone, permitindo a visualização de dobras do invólucro e da válvula de infusão.

Os implantes podem sofrer rotura extracapsular quando há rompimento do envelope externo e da cápsula fibrosa, com extravasamento de silicone para o parênquima adjacente. Nesses casos, a mamografia pode identificar o silicone extravasado na forma de nódulos ou assimetrias bastante densas adjacentes ao implante, além de alterações da forma dele.

Na rotura intracapsular, há o rompimento do invólucro do implante, mas o silicone extravasado fica contido pela cápsula fibrosa intacta.

A mamografia não consegue detectar esse tipo de condição, sendo indicada a ressonância magnética ou a ultrassonografia.

Nas roturas extra e intracapsulares, o silicone extravasado pode migrar para a região axilar, cujos linfonodos ficam aumentados de tamanho e mais densos na mamografia.

Câncer de mama 3

Maria Isabela B. A. C. Sawada

O câncer de mama é uma condição heterogênea quanto a apresentação clínica, achados de imagem e comportamento biológico. Ou seja, pode variar bastante nesses quesitos. Este capítulo aborda brevemente os aspectos mais relevantes sobre a doença, com o intuito de auxiliar profissionais da radiologia na atenção às mulheres que procuram um serviço de diagnóstico por imagem.

Epidemiologia e fatores de risco

O câncer de mama é uma doença altamente prevalente na população mundial. Por exemplo, nos Estados Unidos são cerca de 260 mil novos casos por ano, o que corresponde a cerca de 15% de todas as neoplasias, predominantemente em mulheres acima de 50 anos. No Brasil, cerca de 66 mil mulheres são acometidas pela doença anualmente, segundo o Instituto Nacional de Câncer (INCA), o que acarreta um risco de 56 casos a cada 100 mil mulheres. Apenas 1% dos casos de câncer de mama ocorre em homens. Os principais fatores de risco relacionados ao câncer de mama estão listados no quadro 3.1.

QUADRO 3.1 – PRINCIPAIS FATORES DE RISCO DO CÂNCER DE MAMA.

Fator de risco	Detalhamento
Idade.	Após 40-50 anos.
Sexo.	Feminino.
Fatores reprodutivos.	Menarca (1ª menstruação) precoce (antes dos 12 anos). Menopausa tardia (após os 55 anos). 1ª gestação tardia (após os 30 anos).
História pessoal.	Hiperplasias atípicas. Carcinomas *in situ*.
História familiar.	Câncer de mama e/ou de ovário. Câncer de mama masculino.
Alterações genéticas.	Mutações nos genes BRCA1, BRCA2, p53.
Estilo de vida.	Obesidade. Sedentarismo. Consumo de álcool.

Fonte: adaptado de Tamimi *et al.* (2016) e INCA ([*s. d*]).

CÂNCER DE MAMA | 43

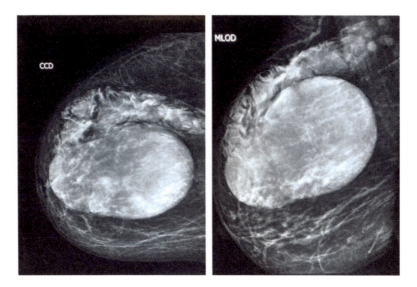

IMAGENS 3.1 E 3.2 – IMAGENS MAMOGRÁFICAS DE MULHER DE 88 ANOS COM QUEIXA DE NÓDULO INDOLOR DE CRESCIMENTO PROGRESSIVO NA MAMA DIREITA, PERCEBIDO HÁ CINCO ANOS. O EXAME FÍSICO DEMONSTROU NÓDULO ENDURECIDO DE APROXIMADAMENTE 10 CM NA PORÇÃO SUPERIOR DA MAMA DIREITA. A MAMOGRAFIA (IMAGEM DA ESQUERDA, INCIDÊNCIA CRANIOCAUDAL; IMAGEM DA DIREITA, INCIDÊNCIA MEDIOLATERAL OBLÍQUA) EVIDENCIA MASSA DE DENSIDADE AUMENTADA, COM MARGENS INDISTINTAS OCUPANDO OS QUADRANTES SUPERIORES DA MAMA DIREITA. DIAGNÓSTICO: CARCINOMA DUCTAL INVASIVO. O CÂNCER DE MAMA EM PACIENTES NA PÓS-MENOPAUSA PODE PROLIFERAR MAIS LENTAMENTE. O MEDO DO DIAGNÓSTICO DE CÂNCER DE MAMA PODE ATRASAR A PROCURA POR ATENDIMENTO MÉDICO ESPECIALIZADO EM ALGUMAS MULHERES; MUITAS LESÕES MAMÁRIAS SÃO DIAGNOSTICADAS COM GRANDES DIMENSÕES.

Classificação histológica do câncer de mama

A neoplasia mamária mais frequente é do tipo carcinoma, havendo descrição de mais de 20 subtipos histológicos. A classificação é baseada na descrição microscópica do padrão arquitetural do crescimento e dos aspectos citológicos dos tumores. Outras neoplasias que podem acometer a mama são os sarcomas e as neoplasias com células mioepiteliais. Os principais subtipos histológicos de carcinoma mamário estão relacionados no quadro 3.2.

QUADRO 3.2 – SUBTIPOS DE CARCINOMAS DE MAMA, FREQUÊNCIA, PROGNÓSTICO E ACHADOS MAMOGRÁFICOS.

Tipo de neoplasia	Tipo histológico e frequência	Prognóstico	Mamografia
Carcinoma.	Ductal invasivo (49%-80%).	Desfavorável.	Nódulo espiculado (75%), circunscrito, difuso.
	Lobular invasivo (8%-15%).	Bom ou intermediário.	Distorção arquitetural, assimetrias, áreas de hiperdensidade. Podem ser bilaterais e/ou multicêntricos.
	Cribriforme (9%).	Excelente.	Nódulo espiculado, distorção arquitetural.
	Mucinoso (1%).	Excelente.	Circunscritos e gelatinosos.
	Medular (0,5%).	Intermediário.	Circunscritos. Maior associação com BRCA1/2.
	Tubular (raro).	Excelente.	Distorção arquitetural, hiperdensidade localizada ou pequeno nódulo espiculado.
	Metaplásico (raro).	Muito desfavorável.	Circunscritos, grandes, pouco ou nenhum envolvimento axilar.

Fonte: adaptado de Carvalho (2009).

Além dos tipos histológicos, vários autores tentaram estratificar os tumores de mama em certos critérios microscópicos. As neoplasias de mama são categorizadas em graus I, II ou III. Os tumores considerados de grau III tendem a ser mais agressivos clinicamente, evoluindo com altas taxas de metástase e pior sobrevida.

Outros fatores prognósticos e preditivos foram identificados a fim de orientar o tratamento das pacientes, como acometimento axilar, tamanho tumoral, presença de invasão linfática e/ou vascular, *status* dos receptores de estrogênio e de progesterona, além de amplificação ou superexpressão do gene ERBB2 (HER2). Isoladamente, o *status* linfonodal (verificar se os linfonodos ou gânglios linfáticos foram atingidos) é considerado o fator prognóstico mais importante no câncer de mama, visto que os vasos linfáticos são a via mais comum de disseminação de células tumorais para outros órgãos, levando à metástase.

Carcinoma inflamatório

O carcinoma inflamatório se refere a uma apresentação clínica, e não a um tipo específico histológico. Ao exame físico, percebe-se eritema da pele mamária, associado a espessamento difuso e aspecto de "casca de laranja". A mama apresenta consistência endurecida, sem dor, podendo ou não haver um nódulo subjacente. A biópsia da pele evidencia êmbolos tumorais na derme. A mamografia apresenta espessamento da pele, principalmente nos quadrantes inferiores; há aumento da densidade da mama como um todo e presença de padrão reticular na comparação com a mama contralateral.

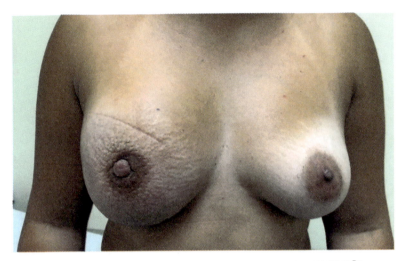

FOTO 3.1 – MULHER DE 42 ANOS COM QUEIXA DE ENDURECIMENTO NÃO DOLOROSO, VERMELHIDÃO E ALTERAÇÕES NA PELE DA MAMA DIREITA. O EXAME FÍSICO DEMONSTROU AUMENTO DA CONSISTÊNCIA E ERITEMA DA MAMA DIREITA, ALÉM DE EDEMA CUTÂNEO (ASPECTO DE CASCA DE LARANJA) SUGESTIVO DE CARCINOMA INFLAMATÓRIO. A BIÓPSIA CONFIRMOU CARCINOMA DUCTAL INVASIVO DE MAMA DIREITA COM ÊMBOLOS NEOPLÁSICOS NOS LINFÁTICOS DA PELE.

Estadiamento do câncer de mama

O estadiamento do câncer de mama auxilia na avaliação do prognóstico e orienta o tratamento, além de facilitar a comunicação entre os vários profissionais envolvidos. O sistema de estadiamento do câncer de mama se aplica tanto ao carcinoma invasivo quanto ao carcinoma ductal *in situ* (CDIS), com ou sem microinvasão. A confirmação microscópica do diagnóstico é fundamental, devendo-se atribuir o tipo histológico e o grau do carcinoma nas avaliações histopatológicas.

O sistema TNM (*tumour* ou tamanho tumoral; *node* ou acometimento de linfonodos regionais; e *metastasis* ou presença de doença sistêmica), do Colégio Americano de Cirurgiões (American College of Surgeons), foi desenvolvido em 1959, com várias atualizações desde então. O estadiamento clínico tem como base informações obtidas da anamnese, do exame físico, de exames de imagem e de biópsias histológicas ou citológicas adquiridas antes do tratamento, além de informações como grau histológico e *status* do HER2 e dos receptores hormonais para estrogênio e progesterona. As combinações possíveis de T, N e M agrupam as pacientes em cinco estágios (0, I, II, III e IV), com reflexos no prognóstico e na mortalidade da doença.

QUADRO 3.3 – DEFINIÇÃO DE TUMOR PRIMÁRIO (T).

Categoria T	Critérios
TX.	Tumor primário não acessível.
T0.	Sem evidência do tumor primário.
Tis (CDIS).	Carcinoma ductal *in situ*.
Tis (Paget).	Doença de Paget do mamilo não associada com carcinoma invasivo e/ou CDIS.
T1.	Tumor ≤ 20 mm.
T2.	Tumor > 20 mm e ≤ 50 mm.
T3.	Tumor > 50 mm.
T4.	Tumor de qualquer tamanho com extensão direta para parede torácica e/ou pele.

Fonte: adaptado de Hortobagyi *et al.* (2017).

QUADRO 3.4 – DEFINIÇÃO DE LINFONODOS REGIONAIS (CLÍNICA).

Categoria N	Critérios
NX.	Linfonodos regionais não podem ser acessados.
N0.	Ausência de metástases linfonodais axilares.
N1.	Metástases para linfonodos axilares níveis I e II ipsilaterais (no mesmo lado do tumor) móveis.
N2.	Metástases para linfonodos níveis I e II, ipsilaterais, coalescidos (aglutinados) ou fixos; ou linfonodos da mamária interna, na ausência de metástases axilares.
N3.	Metástases infraclaviculares ipsilaterais (nível III), com ou sem envolvimento axilar níveis I e II; ou metástase mamária interna ipsilateral com metástases nos linfonodos axilares níveis I e II ou metástases nos linfonodos supraclaviculares ipsilaterais com ou sem acometimento axilar ou mamário interno.

Fonte: adaptado de Hortobagyi *et al.* (2017).

QUADRO 3.5 – DEFINIÇÃO DE METÁSTASE A DISTÂNCIA.

Categoria T	Critérios
M0.	Sem evidência clínica ou radiológica de metástases a distância.
M1.	Metástases a distância diagnosticadas clinicamente ou radiologicamente.

Fonte: adaptado de Hortobagyi *et al.* (2017).

História natural do câncer de mama

Uma parte dos carcinomas mamários evolui, após certo período, de lesões precursoras pré-malignas, carcinomas *in situ* e carcinomas microinvasivos preexistentes. Outra parte parece não seguir essas etapas, formando desde o início carcinomas invasores com potencial ou não para metástases. O tema é controverso, e cada etapa evolutiva não é necessariamente precursora da outra.

A quantidade de células tumorais em divisão no ciclo celular indica a fração de proliferação do tumor. Neoplasias de mama costumam apresentar um tempo médio de duplicação de 212 dias, considerado um ritmo de crescimento lento. A curva de crescimento segue um padrão próprio, e a taxa de crescimento não é constante. No início, é maior; à medida que o tumor aumenta de tamanho, o tempo de duplicação torna-se cada vez mais longo. A partir de **1 mm** o tumor pode ser **reconhecido pela mamografia** e, a partir de 1 cm, por exame físico. Assim, acredita-se que a fase pré-mamográfica de crescimento tumoral seja lenta: cerca de dez anos. Entre 1 mm e 1 cm, o crescimento tumoral é rápido e leva aproximadamente três anos. Esse comportamento do tumor sinaliza a importância do rastreamento mamográfico na fase pré-clínica da doença (ou seja, antes que seja detectável no exame físico), bem como esclarece o motivo dos intervalos existentes entre os exames.

A principal via de disseminação do câncer de mama é linfática. Os vasos linfáticos oferecem menor resistência à penetração das células tumorais e drenam para o linfonodo sentinela relacionado àquela região da mama em que estava o tumor. A partir do linfonodo sentinela,[1] o câncer pode atingir os demais linfonodos regionais e a circulação sistêmica.

As células tumorais formam êmbolos associados a células do sangue e tendem a ficar retidas na microcirculação dos órgãos atingidos. No sítio secundário, as células metastáticas podem ser destruídas, se duplicarem ou ficarem quiescentes ("em repouso") por longos períodos. Os locais mais frequentes de acometimento metastático pelo câncer de mama são os ossos (60%), a pleura e os pulmões (20%) e o fígado (15%), entre outros sítios (cérebro, ovários e pele).

O sistema imunológico detecta e procura remover células tumorais desde o início da carcinogênese até a fase de metástases. As células que reagem contra a neoplasia são células NK (*natural killer,* ou matadoras naturais), macrófagos e neutrófilos. Estado nutricional adequado, hábito e estilo de vida saudáveis e bem-estar emocional contribuem para o bom funcionamento das defesas do organismo. Os mecanismos pelos quais as células tumorais driblam as defesas imunológicas e levam à propagação da doença regionalmente e a distância ainda são motivo de várias pesquisas.

Rastreamento mamográfico

Na década de 1990, houve redução de cerca de 20% da mortalidade pelo câncer de mama nos Estados Unidos, atribuída parcialmente ao maior uso da mamografia de rotina. O rastreamento mamográfico tem o objetivo de detectar precocemente o câncer de mama, preferencialmente na fase pré-clínica, quando ainda não é palpável no exame físico. A detecção de lesões pequenas pode levar a cirurgias menos mutilantes e reduzir a mortalidade atribuída ao câncer de mama em até 95%. Apesar das evidências científicas de que o rastreamento mamográfico diminui a mortalidade atribuída ao câncer de mama,

---

1   Linfonodo sentinela é o nome dado ao provável primeiro gânglio invadido por um câncer em expansão. A biópsia para confirmação do diagnóstico da doença e do estadiamento do tumor é realizada nesse linfonodo, retirado em um procedimento cirúrgico.

o método ainda causa questionamentos. Uma ponderação frequente tem sido de que, com o avanço do tratamento para o câncer de mama, o impacto do rastreamento na mortalidade da doença pode ser difícil de ser estabelecido.

O rastreamento mamográfico é realizado em mulheres assintomáticas, a intervalos regulares, e tem por objetivo reduzir a mortalidade pelo câncer de mama por meio de sua detecção precoce. A ideia é interromper a progressão da doença oferecendo o tratamento adequado. A idade de início para rastreamento mamográfico é controversa. A eficácia do método é mais evidente após os 50 anos, com mais carcinomas detectados com menos resultados falso-positivos e maior custo × benefício.

Entre **40 e 49 anos**, há menor incidência da doença e maior densidade mamária, o que reduz a sensibilidade ao método; os tumores nessa faixa etária também costumam apresentar crescimento mais rápido, o que significa uma fase de detecção pré-clínica mais curta do que em pacientes mais velhas. Contudo, até **20% de todos os cânceres de mama** são diagnosticados nessa faixa etária, o que enseja a defesa do rastreamento mamográfico por várias sociedades médicas nesse grupo de mulheres.

Abaixo dos 40 anos, a incidência do câncer de mama é baixa e a mamografia apresenta limitações em razão da densidade do parênquima mamário nessa faixa etária. O exame costuma ser recomendado em mulheres com alto risco pessoal ou familiar para neoplasia de mama, geralmente associado a outras modalidades de exames de imagem (ressonância magnética e ultrassonografia). O início do rastreamento nesse grupo costuma se iniciar cerca de dez anos antes da idade na qual a doença foi diagnosticada em parente de primeiro grau ou ainda mais precocemente se houver evidência de mutação genética.

Após os 70 anos, o rastreamento deve ser individualizado. O câncer é mais frequente com o passar da idade, e as mamas lipossubstituídas nessa faixa etária tornam o método bastante acurado. Contudo, esse grupo etário apresenta maior frequência de comorbidades, menor expectativa de vida e pouca adesão ao rastreamento.

A periodicidade da mamografia de rastreamento está relacionada com o intervalo de tempo entre a detecção mamográfica e a detecção clínica do tumor, refletindo o seu crescimento. O intervalo ideal é de um ano, segundo a maioria das sociedades médicas, incluindo o Colégio Brasileiro de Radiologia (CBR) e a Sociedade Brasileira de Mastologia (SBM), com início do rastreamento aos 40 anos e término aos 75 anos. O INCA sugere rastreamento bienal dos 50 aos 69 anos e não recomenda o rastreamento de mulheres fora dessa faixa etária.

Lesões precursoras

Classicamente, admite-se que lesões hiperplásicas evoluem para o carcinoma ductal *in situ*, e este, para o invasor. São evidências a favor dessa teoria o fato de que mulheres com hiperplasia ductal sem atipias têm risco relativo para câncer de mama 2 vezes maior que a população em geral; na hiperplasia atípica, o risco é 5 vezes maior. Além disso, o risco relativo para carcinoma invasor de mama é aproximadamente 10 vezes maior em mulheres com CDIS. Contudo, não há consenso em relação ao tema. As etapas evolutivas não necessariamente são precursoras das outras. As lesões podem surgir em células-tronco ou progenitora presentes, em etapas mais avançadas do ciclo. Essas lesões *in situ* devem ser vistas como um **processo em evolução**, que poderá ser modificado quando novos dados moleculares e genéticos forem incorporados na classificação dessas lesões.

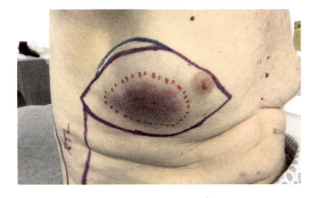

FOTO 3.2 – HOMEM DE 35 ANOS COM NÓDULO ENDURECIDO E FIXO EM REGIÃO LATERAL DE MAMA DIREITA. A BIÓPSIA DIAGNOSTICOU METÁSTASE MAMÁRIA DE TUMOR MALIGNO DA PELE (MELANOMA). AS MAMAS MASCULINA E FEMININA TAMBÉM PODEM SER ACOMETIDAS POR DOENÇAS EXTRAMAMÁRIAS. O CÂNCER DE MAMA MASCULINO APRESENTA BAIXA INCIDÊNCIA NA POPULAÇÃO.

Hiperplasia ductal atípica

A hiperplasia ductal corresponde à proliferação das células epiteliais ductais. Quando ocorrem atipias nucleares, o processo se denomina hiperplasia ductal atípica (HDA). O risco de desenvolver carcinoma em mulheres com HDA é de cerca de 1,5 a 2 vezes maior que a população em geral. Não existem critérios radiológicos definidos para esse tipo de lesão e costumam ser achados incidentais em biópsias e peças cirúrgicas.

Carcinoma ductal *in situ*

Os carcinomas *in situ* ou carcinomas intraductais são comumente abordados como uma etapa na sequência de eventos que levam ao carcinoma invasivo, porém nem sempre o processo é contínuo. Nem todos os CDIS necessariamente evoluem para um carcinoma invasivo. O CDIS é considerado um **indicador de risco** para o câncer, aumentando em 8 a 10 vezes o risco em relação à população geral.

Em geral, os CDIS são lesões clinicamente ocultas que se manifestam nas mamografias de rastreamento como microcalcificações, ao contrário dos cânceres invasivos, que podem ser descobertos como nódulo palpável. Cerca de 89% dos CDIS têm calcificações e apenas 10% apresentam-se como lesão palpável, descarga mamilar ou doença de Paget do mamilo. O aumento de casos de CDIS diagnosticados à mamografia ilustra a importância crescente da detecção das calcificações mamárias.

Há intensa proliferação epitelial neoplásica intraductal que não ultrapassa a membrana basal. Podem ocorrer necrose celular e calcificação associada, denominada comedonecrose.

Calcificações finas, lineares, ramificadas, com diâmetro menor que 0,5 mm, irregulares e de densidades variadas possuem alta probabilidade de malignidade. Sua aparência sugere comedonecrose secundária a proliferação intraductal do tumor. Podem lembrar também as últimas letras do alfabeto (V, W, X, Y, Z) quando se encontram nas bifurcações da árvore ductal. Se a mamografia identificar um nódulo com calcificações suspeitas, provavelmente existem componentes invasivos e *in situ* na lesão.

A avaliação da extensão do CDIS deve ser realizada por meio de análise histológica e não radiologicamente. A extensão da área ocupada pelas calcificações não necessariamente corresponde à extensão do carcinoma.

Infere-se a importância da técnica radiológica e do posicionamento adequados durante os exames mamográficos a fim de que as calcificações sejam adequadamente detectadas. Estudos adicionais com ampliação e compressão seletiva são úteis para a melhor caracterização das calcificações.

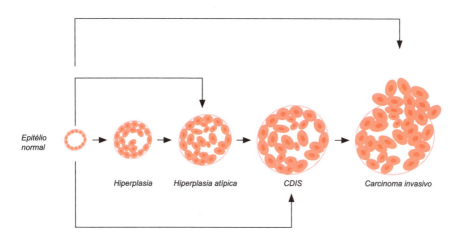

FIGURA 3.1 – A TEORIA MAIS ACEITA É A DE QUE AS CÉLULAS DO EPITÉLIO NORMAL DA MAMA EVOLUEM EM ETAPAS PARA LESÕES PRECURSORAS, CARCINOMA *IN SITU* E CARCINOMA INVASIVO. CONTUDO, NEM TODOS OS CÂNCERES PARECEM SEGUIR ESSA PROGRESSÃO, PODENDO EVOLUIR PARA INVASÃO E METÁSTASE A PARTIR DE QUALQUER ETAPA INTERMEDIÁRIA. ALGUNS CÂNCERES PARECEM APRESENTAR MAIOR AGRESSIVIDADE DESDE A PRIMEIRA CÉLULA TRANSFORMADA, ENQUANTO OUTROS SE REPLICAM POR PERÍODOS VARIÁVEIS EM CADA FASE. PESQUISAS CIENTÍFICAS TÊM AUXILIADO NA MELHOR COMPREENSÃO DA BIOLOGIA TUMORAL.
Fonte: adaptado de Kopans e Vasconcelos (2008).

DOENÇA DE PAGET DO MAMILO

A doença de Paget do mamilo origina-se nos ductos principais na forma de um carcinoma *in situ*. Inicialmente, ocorre uma leve erosão da papila com formação de exsudato. Ao exame físico, notam-se descamação e hiperemia na região do mamilo, geralmente unilateral, podendo haver secreção com sangue pelo mamilo.

Um nódulo endurecido e pouco móvel pode ser palpado em cerca de 50% das pacientes, associado a tumor invasivo concomitante.

A mamografia inicialmente pode ser normal, exceto pelo espessamento da placa areolar. Calcificações suspeitas em região retroareolar podem estar presentes. Um nódulo retroareolar eventualmente pode estar presente. A biópsia da região do mamilo é fundamental para o diagnóstico definitivo.

Neoplasia lobular

O termo inclui condições como a hiperplasia lobular atípica (HLA) e o carcinoma lobular *in situ* (CLIS), caracterizados por levar ao aumento do risco de carcinoma invasivo. Os carcinomas lobulares *in situ* comprometem o epitélio do ácino sem acometimento da membrana basal. Geralmente são achados incidentais em peças cirúrgicas, pois não possuem características reconhecidas mamograficamente. O diagnóstico de HLA aumenta de 4 a 5 vezes o risco de desenvolvimento subsequente de câncer de mama; o CLIS aumenta de 8 a 10 vezes em relação a uma população normal.

ACR BI-RADS® 4
mamográfico

Maria Isabela B. A. C. Sawada

O ACR BI-RADS® é um manual desenvolvido pelo Colégio Americano de Radiologia (American College of Radiology, daí a sigla ACR), em cooperação com outros comitês médicos dos Estados Unidos. Trata-se de um acrônimo – *breast imaging reporting and data system* – que pode ser traduzido livremente como "sistema para reportar imagens e dados da mama". Sua finalidade é padronizar os laudos mamográficos e minimizar erros de interpretação. Além de melhorar a comunicação do radiologista com o médico assistente, serve como ferramenta para controle de qualidade em auditorias. A edição mais recente é de 2013 (5ª edição) e abrange mamografia, ultrassonografia e ressonância magnética. Este capítulo aborda de maneira sucinta os principais pontos do BI-RADS® mamográfico.

Léxico

Consiste na terminologia usada para descrever os achados mamográficos. Deve ser clara e concisa, segundo as normas do ACR.

Composição mamária

Maior ou menor quantidade de tecido adiposo interfere na sensibilidade do exame. As mamas podem ser classificadas em:
- totalmente gordurosas (lipossubstituídas);
- áreas de densidades fibroglandulares esparsas;
- heterogeneamente densas; e
- extremamente densas.

Nódulo ou massa

É uma estrutura tridimensional, com densidade de partes moles, margens convexas, vista em duas projeções diferentes. Nódulos irregulares, microlobulados, indistintos ou espiculados apresentam elevadas taxas de suspeição para malignidade. Nódulos com densidade de gordura são caracteristicamente benignos, como cistos oleosos, lipomas e hamartomas.

QUADRO 4.1 – CLASSIFICAÇÃO DOS NÓDULOS.

Categoria	Critérios
Morfologia	Redondo.
	Oval.
	Irregular.
Contornos	Circunscrito.
	Obscurecido.
	Microlobulado.
	Indistinto.
	Espiculado.
Densidade	Hipodenso.
	Isodenso.
	Hiperdenso.
	Densidade de gordura.

Calcificações

São categorizadas quanto à morfologia em tipicamente benignas e suspeitas. Devem ser realizadas duas incidências ampliadas ortogonais (craniocaudal e perfil – mediolateral) para confirmar ou excluir a deposição de cálcio em pequenos cistos ("leite de cálcio"). As calcificações também podem ser classificadas de acordo com a sua distribuição na mama, podendo ser:

▶ **agrupadas:** pelo menos cinco partículas de calcificações em menos de 1 cc de tecido mamário;

▶ **lineares:** em trajeto ductal;

- **segmentares:** várias linhas direcionadas ao mamilo, ocupando um segmento ou lobo da mama;
- **regionais:** ocupando um quadrante da mama, sem distribuição ductal;
- **difusas:** esparsas nas mamas aleatoriamente.

As calcificações com distribuição linear ou segmentar apresentam maior probabilidade de malignidade do que aquelas com distribuição regional ou difusa. A distribuição pode ser um fator modificador na classificação das calcificações. Por exemplo, calcificações puntiformes, que habitualmente apresentam baixa probabilidade de malignidade, tornam-se preocupantes caso assumam distribuição linear ou segmentar.

QUADRO 4.2 – CALCIFICAÇÕES: CLASSIFICAÇÃO MORFOLÓGICA.

Tipicamente benignas	Suspeitas
Pele.	Grosseira heterogênea.
Vascular.	Amorfas.
Grosseira ("pipoca").	Pleomórfica fina.
Bastão.	Fina linear.
Distrófica.	Fina ramificada.
Leite de cálcio.	--
Sutura.	--

QUADRO 4.3 – CARACTERÍSTICAS DAS CALCIFICAÇÕES SUSPEITAS.

Calcificação	Características
Grosseiras heterogêneas.	Irregulares; > 0,5 mm.
Amorfas.	Pequenas e irregulares.
Pleomórficas finas, lineares e ramificadas.	Pequenas e irregulares; < 0,5 mm.

CALCIFICAÇÕES: DISTRIBUIÇÃO

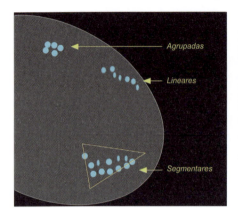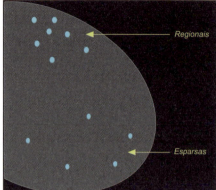

IMAGENS 4.1 A 4.2 – CLASSIFICAÇÃO DAS CALCIFICAÇÕES QUANTO À DISTRIBUIÇÃO NA MAMA.

Distorção arquitetural

Ocorre distorção do parênquima sem nódulo visível. Há espículas irradiando de um ponto da mama; retração focal ou retificação dos bordos anterior ou posterior do parênquima. Na ausência de trauma ou cirurgia prévios, pode se relacionar a malignidade ou cicatriz radiada, sendo necessário biópsia.

Assimetrias

Classificam-se em assimetria, assimetria global, assimetria focal e assimetria em desenvolvimento.

▶ **Assimetria:** representa achados relacionados a depósitos unilaterais de tecido fibroglandular que não contemplam os critérios para definição de nódulo. Ao contrário das massas ou dos nódulos, a assimetria é visível em apenas uma incidência, quase sempre correspondendo a áreas de superposição de parênquima.

▶ **Assimetria global:** representa um acúmulo maior de tecido fibroglandular em uma mama, ocupando pelo menos um quadrante. Se impalpável, quase sempre é uma variação da normalidade.

► **Assimetria focal:** é menor que a assimetria global, com contornos côncavos e permeada de gordura. Precisa ser vista nas duas incidências habituais para ter a denominação de assimetria focal (e não de assimetria apenas).

► **Assimetria em desenvolvimento:** significa uma área de assimetria nova ou maior em relação a um exame prévio. Correlaciona-se com malignidade em até 15% dos casos; portanto, necessita de avaliação adicional com outras modalidades de imagem ou biópsia.

QUADRO 4.4 – CASOS ESPECIAIS: LINFONODO INTRAMAMÁRIO, LESÃO CUTÂNEA E DUCTO ÚNICO DILATADO.

Caso especial	Características
Linfonodo intramamário.	Redondo ou oval, circunscrito, em regiões superiores ou laterais das mamas, próximo de vasos.
Lesão cutânea (cistos sebáceos, verrugas).	Pode simular lesões intramamárias. Usar marcador radiopaco.
Ducto único dilatado.	Estrutura tubular na região retroareolar, associada a ectasia ductal e papiloma.

Achados associados

Podem acompanhar massas ou nódulos, assimetrias e calcificações, mas também podem ser descritos isoladamente na ausência de outras anormalidades. Exemplos: retração cutânea, retração do mamilo, espessamento cutâneo, espessamento trabecular e adenopatia axilar.

Localização da lesão

Descrever a lateralidade (direita ou esquerda), o quadrante, a localização (como em um relógio) e a profundidade da lesão. A mama é arbitrariamente dividida em terços anterior, médio e posterior. A distância da lesão ao mamilo leva a uma indicação mais precisa da sua profundidade. Isso pode ser útil para o direcionamento de outros exames, como a ultrassonografia.

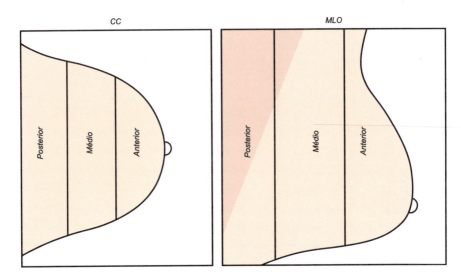

FIGURA 4.1 – LOCALIZAÇÃO DA LESÃO. A MAMA É DIVIDIDA EM TERÇOS ANTERIOR, MÉDIO E POSTERIOR, O QUE AUXILIA NA IDENTIFICAÇÃO DA LOCALIZAÇÃO E DA PROFUNDIDADE DA LESÃO.
Fonte: adaptada de Sickles et al. (2013).

Sistema de laudos

- **Indicação do exame:** deve-se mencionar o motivo do exame (por exemplo, rastreamento *versus* diagnóstico). É possível relatar dados clínicos, como cirurgias para o câncer de mama, implantes, antecedentes familiares, etc.). A descrição de manobras de deslocamento de implantes mamários (manobra de Eklund) deve ser anotada nessa parte.
- **Composição da mama:** o grau de densidade mamária deve ser relatado, pois influi na interpretação do exame. A acurácia da mamografia é muito alta em mamas lipossubstituídas (> 95%) e baixa em mamas com padrão mais denso.
- **Descrição de achados e localização da lesão:** os achados importantes devem ser descritos de acordo com o léxico do BI-RADS®. A localização permite uma ideia tridimensional da lesão.
- **Comparação com exames anteriores:** caso haja exames anteriores, deve-se realizar a comparação com a finalidade de identificar novos achados e verificar a estabilidade de lesões que se encontram em seguimento.

► **Categorias e recomendações:** a classificação final dos achados varia de 0 a 6 e é intimamente relacionada às recomendações de conduta. Muitos especialistas lançam mão de dados clínicos, como idade, história familiar positiva ou biópsia mamária prévia, para recomendar condutas.

QUADRO 4.5 – CATEGORIAS DO BI-RADS®, PROBABILIDADE DE CÂNCER E RECOMENDAÇÕES SUGERIDAS.

Categoria	Significado	Probabilidade de câncer	Recomendação
0.	Estudo incompleto.	Não se aplica.	Complementação.
1.	Normal.	Próximo de 0%.	Controle anual.
2.	Achados benignos.	Próximo de 0%.	Controle anual.
3.	Provavelmente benigno.	Menor que 2%.	Controle semestral (a cada seis meses).
4.	Suspeito.	De 2% a 95%.	Biópsia.
5.	Muito suspeito.	Maior que 95%.	Biópsia.
6.	Malignidade já definida pela patologia.	Não se aplica.	Conduta de acordo com o tumor.

Fonte: adaptado do BI-RADS®.

► **Categoria 0:** estudo incompleto. Utilizada nos casos que necessitam de complementação com imagem ou análise de exames anteriores. Exemplo: calcificações agrupadas que precisam ser avaliadas com incidências ampliadas. É uma categoria usada em exames de rastreamento, não devendo ser utilizada em exames diagnósticos.

► **Categoria 1:** exame negativo para malignidade. A recomendação é controle anual com mamografia.

► **Categoria 2:** exame com achados caracteristicamente benignos. Exemplo: linfonodos intramamários, calcificações "em pipoca", implantes mamários e esteatonecrose. A recomendação é controle anual.

- **Categoria 3:** achados provavelmente benignos. A probabilidade de benignidade é maior que 98%. São lesões não palpáveis, únicas ou múltiplas. Exemplo: nódulo redondo ou oval, circunscrito, não calcificado e sólido à ultrassonografia. A lesão deve ser classificada como BI-RADS® 3 apenas após estudo completo com incidências adicionais e/ou outros métodos. A recomendação é controle mamográfico em seis meses (unilateral, apenas a mama com alteração), 12, 24 e 36 meses bilateralmente.

- **Categoria 4:** aplicada às lesões que apresentam real probabilidade de serem malignas, mas que não possuem os caracteres morfológicos típicos do câncer. Cerca de 30% das lesões nesta categoria são malignas. A recomendação é realizar a biópsia para o diagnóstico histopatológico. Exemplo: calcificações amorfas; distorção arquitetural sem antecedente de cirurgia.

- **Categoria 5:** são lesões com elevada probabilidade de malignidade (acima de 95%). Exemplo: nódulo irregular e espiculado; calcificações pleomórficas e lineares com distribuição segmentar. A recomendação é biópsia da área suspeita.

- **Categoria 6:** lesões que já foram biopsiadas e comprovadas como malignas, mas que ainda não foram submetidas ao tratamento definitivo. Exemplo: em pacientes com tumores de mama avançados, nos quais o tratamento quimioterápico é realizado previamente ao cirúrgico. Nesses casos, nova mamografia é realizada após alguns ciclos de quimioterapia para verificar a resposta do tumor ao agente quimioterápico e realizar o planejamento cirúrgico.

QUADRO 4.6 – INVESTIGAÇÃO ADICIONAL DE ACORDO COM O ACHADO MAMOGRÁFICO.

Achados	Incidências
Nódulos.	Compressão localizada; ultrassonografia.
Assimetrias.	Compressão localizada com ou sem ampliação, em MLO e CC.
Calcificações.	Incidências ortogonais localizadas ampliadas, em CC e perfil.

Mamografia analógica 5

Ricardo Aparecido Saraiva Santos

Raios X e mamografia

A descoberta dos raios X, em 8 de novembro de 1895, por Wilhelm Conrad Röentgen, exímio professor universitário de física, foi primordial para a evolução do diagnóstico na mamografia.

A mamografia consiste na utilização de feixe de radiação ionizante para o auxílio na obtenção de imagens radiográficas. Os equipamentos de mamografia possuem sistema de produção dos raios X por meio de uma ampola contida em um cabeçote blindado. Esse cabeçote está fixado em uma das extremidades da torre do equipamento. São duas extremidades, caracterizando um arco em C. Na outra extremidade se localiza o *bucky*, que funciona como um suporte para a mama, com um espaço para a inserção do receptor de imagem. O receptor de imagem armazena o chassi que receberá as informações da mama examinada após a interação com o feixe de raios X.

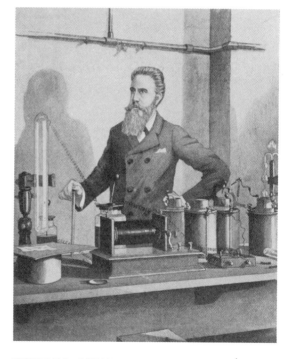

FIGURA 5.1 – DURANTE EXPERIMENTOS DE FÍSICA QUE ESTAVA FAZENDO EM 1895, O ALEMÃO WILHELM CONRAD RÖENTGEN, ENTÃO COM 50 ANOS DE IDADE, DETECTOU UMA RADIAÇÃO ELETROMAGNÉTICA NOS COMPRIMENTOS DE ONDA CORRESPONDENTES AOS HOJE CHAMADOS RAIOS X. EM RAZÃO DESSA DESCOBERTA, RÖENTGEN É CONSIDERADO O PAI DA RADIOLOGIA DE DIAGNÓSTICO.

Próximo ao centro da torre está o encaixe para a bandeja de compressão da mama.

O mamógrafo, projetado para examinar o tecido mamário, emite radiação em doses mais baixas do que ocorre em exames de radiografia convencional. A existência de duas placas para comprimir a mama se deve ao fato de essa radiação não atravessar facilmente o tecido mamário. A compressão visa distribuir o tecido de modo que a imagem obtida seja capaz de fornecer os dados dos quais o médico necessita.

Uma vez que é preciso examinar a mama em diferentes projeções, essa parte do equipamento pode ser rotacionada sobre um eixo horizontal. É possível também ajustar a altura, para acomodar pacientes de diferentes estaturas.

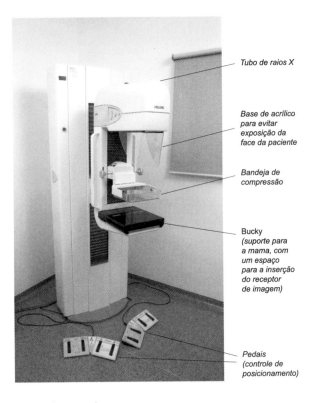

FOTO 5.1 – O MAMÓGRAFO É COMPOSTO POR UM GERADOR DE ALTA TENSÃO, UMA TORRE MECÂNICA COM UM BRAÇO EM FORMA DE UM ARCO EM "C" E UM PAINEL DE CONTROLE.

O mamógrafo também possui, na extremidade próxima ao tubo de raios X, um apoio de acrílico que serve para inibir a exposição da face da pessoa examinada na imagem radiográfica.

Na extremidade do receptor de imagem, em sua face inferior, está alojada a fotocélula, que constitui um fator bastante relevante para a qualidade das imagens, bem como para o controle de dose.

A geometria do tubo de raios X na mamografia também é um aspecto de extrema importância, por não ser centralizado como em outras modalidades. Isso ocorre pela necessidade de haver uma inclinação no feixe que possibilite a aquisição da totalidade da estrutura radiografada, como mostra a figura 5.2.

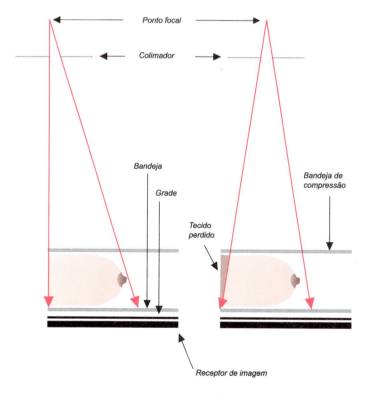

FIGURA 5.2 – NO LADO ESQUERDO DA FIGURA, É POSSÍVEL VER QUE A INCLINAÇÃO NA GEOMETRIA DO TUBO PERMITE ADQUIRIR UMA IMAGEM TOTAL DA MAMA. O LADO DIREITO MOSTRA QUE, SE NÃO HOUVESSE INCLINAÇÃO, POSSIVELMENTE A MAMA NÃO SERIA INCLUÍDA NA IMAGEM EM SUA TOTALIDADE.
Fonte: INCA (2019).

O tubo de raios X em sua composição possui o cátodo[1] e o ânodo[2] giratório com características peculiares (por exemplo, espessura de filamento para o cátodo e tipo de material utilizado para o ânodo). A produção dos raios X consiste em:

▶ emissão termoiônica e formação da nuvem eletrônica (proporcional ao mA selecionado);[3]
▶ aceleração dos elétrons em direção ao ânodo através da DDP (kVp);[4]
▶ interação dos elétrons projetados com os átomos do alvo;
▶ produção de raios X característicos e de freamento.

O tubo de raios X do **mamógrafo** é construído utilizando-se a **otimização do feixe**, conhecida também como efeito anódico (o cátodo deverá estar posicionado para o lado mais espesso da estrutura, ou seja, voltado para a parede torácica). Os exames mamográficos tornaram-se clinicamente viáveis com a introdução do molibdênio (Mo) no alvo e no filtro, em 1966. Em 1972, os exames deram um salto de qualidade com a implementação do sistema écran-filme[5] (ou sistema convencional) com emulsão[6] em apenas um lado do filme. Em 1990, a melhora na compressão, os geradores de alta frequência e, principalmente, o controle automático de exposição (CAE) proporcionaram excelência nas mamografias.

O ânodo de um tubo de raios X para os equipamentos de mamografia pode apresentar diferentes materiais – molibdênio, ródio (Rh), tungstênio (W) –, caracterizados pelo seu número atômico, podendo produzir diferentes efeitos na produção do feixe conforme a energia de seu espectro.

---

1 Elétrodo de carga elétrica negativa.
2 Elétrodo positivo para o qual se dirigem os elétrons e os íons negativos.
3 mA se refere a miliampère.
4 DDP significa diferença de potencial, também chamada de tensão elétrica, medida em quilovolt (kV). Sobre a sigla kV, vale a pena explicar aqui que ela significa quilovoltagem (geralmente, quando é selecionada para a realização de exames). A sigla kVp se refere à quilovoltagem de pico, em geral utilizada mencionando-se o fator de calibração em que se encontra o pico da tensão. Para simplificar, neste livro, utilizamos a forma kVp.
5 O écran consiste na tela intensificadora contida nos chassis radiográficos. O sistema convencional, que caracteriza a mamografia analógica, também é chamado de sistema filme-tela (SFT).
6 O filme radiográfico possui duas partes principais: a base e a emulsão, como será explicado mais à frente neste capítulo.

A bandeja de compressão deve possuir material com certa rigidez, garantindo também a integridade do feixe sem alterações significativas em razão do material utilizado.

O sistema convencional e a tecnologia digital apresentam diferentes características na formação da imagem. Este capítulo se concentra na mamografia **convencional**, ou seja, a analógica, que ainda representa cerca de **25% dos atendimentos** utilizados no Brasil.

Formação da imagem no sistema convencional

A mamografia analógica consiste na obtenção da imagem pela interação dos fótons com o écran, ou seja, com a tela intensificadora contida no receptor de imagem convencional (chamado de chassi). Após a interação do feixe, obtemos a imagem latente (imagem não visível contida na emulsão após a exposição radiográfica), que deve então passar pelo processo químico de revelação. As telas intensificadoras fazem parte do chassi. O chassi serve como suporte para os écrans e para o filme e os protege da luz.

O écran foi desenvolvido para converter os raios X em luz visível. A luz interage com o filme, produzindo a imagem latente. Menos de 1% dos raios X que interagem com o filme contribui para a formação da imagem, pois o filme radiográfico é muito mais sensível à luz do que aos raios X. A conversão dos raios X em luz visível feita pelo écran reduz o tempo de exposição para a obtermos a imagem latente. Sem o écran, seria necessário utilizar doses muito maiores de radiação.

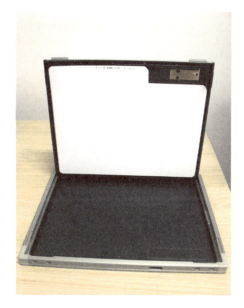

FOTO 5.2 – CHASSI, O RECEPTOR DE IMAGEM NO SISTEMA CONVENCIONAL (MAMOGRAFIA ANALÓGICA).

Partes do filme

O filme radiográfico é composto de duas partes principais: a base e a emulsão. Os filmes radiográficos convencionais possuem emulsão dos dois lados (dupla emulsão). Já os filmes mamográficos convencionais apresentam emulsão em apenas um lado.

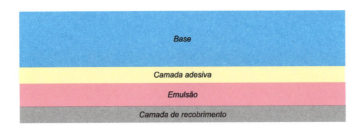

FIGURA 5.3 – REPRESENTAÇÃO DE UMA PELÍCULA (FILME MAMOGRÁFICO).

- ▶ **Base do filme:** é feita de poliéster e tem a função de dar suporte à emulsão. Deve ser ao mesmo tempo flexível e resistente, para um fácil manuseio, e rígida o suficiente para ser colocada no negatoscópio (o "quadro de luz" em que se posiciona a radiografia para visualizar o exame realizado).
- ▶ **Emulsão:** é a região do filme em que os fótons de luz e raios X provenientes do écran interagem para a formação da imagem latente. A emulsão consiste em uma mistura homogênea de gelatina e cristais de haleto de prata. Os cristais de haleto de prata são sensíveis à luz emitida do écran. Podem ter formato tabular, cúbico ou irregular. Os filmes mamográficos utilizam cristais cúbicos, que propiciam maior contraste.

Os raios X interagem principalmente com a superfície do écran. Se o écran estiver entre o tubo e o filme, a interação ocasionará grande borramento na imagem. Por isso, o filme deve estar entre o tubo e o écran, com a emulsão voltada para baixo (em contato com o écran). Assim, a nitidez será melhor.

Efeito *crossover*

Quando dois écrans são utilizados, os fótons de luz emitidos de um deles podem passar pelo filme e chegar à emulsão oposta, ou irem mais longe e atingir a camada refletora do écran oposto e, então, refletir de volta para o filme. O caminho percorrido pelo fóton aumenta o espalhamento de luz e reduz o contraste e a nitidez da imagem. Por isso, na mamografia, que requer um alto contraste, é indicado apenas um écran.

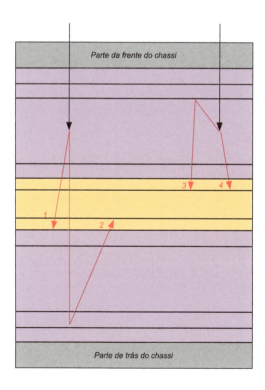

FIGURA 5.4 – REPRESENTAÇÃO DO EFEITO *CROSSOVER*.

Processamento semiautomático da imagem

O processamento da imagem latente em imagem visível, nas processadoras semiautomáticas, ocorre em quatro passos: revelação, fixação, lavagem e secagem.

1. **Revelação.** Transforma os íons positivos de prata expostos em prata metálica. Isso torna a imagem latente uma imagem visível. O revelador é abundante em elétrons e, por eletrostática, cede um elétron para o íon positivo de prata, transformando-o em prata metálica.
2. **Fixação.** Após a revelação, o filme ainda possui muitos resíduos reveladores em sua emulsão, o que faz com que o processo de transformação continue. O fixador neutraliza os agentes reveladores ainda presentes no filme e os remove.
3. **Lavagem.** A lavagem remove os resquícios dos agentes químicos previamente utilizados. Caso algum agente químico permaneça no filme após seu processamento, o filme tende a se oxidar, apresentando uma característica marrom amarelada. A lavagem deve ser feita em água corrente.
4. **Secagem.** Última etapa do processo, dura em média 90 segundos. A secagem deve ser feita com ar seco (livre de poeira) e morno circulante em ambas as superfícies do filme.

Processadora química semiautomática

Os químicos utilizados precisam ser preparados de acordo com suas características e as instruções do fabricante. As processadoras semiautomáticas devem manter temperatura do revelador em 37 °C para ser obtido um resultado de impressão de acordo com os padrões. É válido lembrar que o sistema de secagem não pode possuir temperatura muito elevada, a fim de evitar danos nas películas radiográficas.

A processadora semiautomática deve ser de **uso exclusivo** para a modalidade mamografia, pois a utilização por outra modalidade pode comprometer o sistema, provocando alterações químicas ou surgimento de artefatos (variações de densidade). Esses defeitos na imagem podem, inclusive, levar a suspeitas equivocadas de nódulos, daí a importância de evitá-los.

Considerações sobre o sistema convencional

Como visto, a utilização do sistema convencional exige precisão e paciência. Também é necessário um manuseio cuidadoso dos químicos quando existe a necessidade de preparo. É preciso atentar para a dissolução correta dos produtos, conforme as instruções do fabricante, e utilizar os equipamentos de proteção individual (EPIs) preconizados para esse processo (os quais também são indicados pelo fabricante).

Funcionalidades do mamógrafo e técnicas mamográficas

6

Ricardo Aparecido Saraiva Santos

Fatores de exposição

Quilovoltagem (kVp), miliamperagem (mA) e tempo de exposição (em segundos, ou s) constituem os fatores de controle de contraste, densidade e definição (ou ausência de nitidez) na imagem da mamografia.

O kVp controla a capacidade de penetração do feixe de raios X; o mA e o tempo são combinados em miliampère-segundo (mAs) como fator de controle da quantidade do feixe.

Em suma: **kVp reduzido** → penetrabilidade do fóton também reduzida → necessidade de aumento do mAs → **aumento na dose** de radiação.

Assim, a "regra geral" afirma que devem ser utilizados o maior kVp e o menor mAs capazes de propiciar as informações suficientes de acordo com a anatomia a ser estudada.

Foco fino × foco grosso

No exame de mamografia, deve-se utilizar foco grosso em razão da necessidade de produzir maior feixe de radiação, abrangendo maiores regiões anatômicas e menor tempo de exposição (o mAs).

O foco fino deverá ser utilizado quando houver necessidade de visualizar pequenas estruturas – no caso da mamografia, quando for realizada magnificação.

Magnificação

Trata-se da técnica utilizada para ampliar áreas com pequenas lesões ou microcalcificações.

Para isso, é fundamental o uso de um ponto focal de 0,1 mm.

O objetivo da magnificação é investigar lesões pequenas, suspeitas, ou microcalcificações encontradas na mamografia-padrão. É válido destacar que a mama não será visualizada em sua totalidade e que a dose à pessoa examinada será mais alta.

Para a realização da magnificação de determinada área da mama em evidência, são usados acessórios específicos sobre o receptor de imagem.

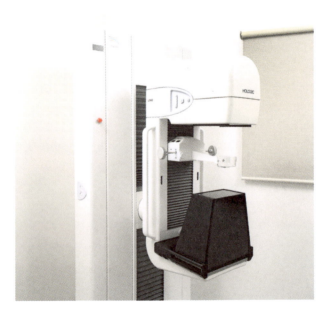

FOTO 6.1 – PLATAFORMA DE AMPLIAÇÃO.

Controle automático de exposição

O controle automático de exposição (CAE) possui a capacidade de estimar a qualidade (energia) dos raios X que passarão pela mama. A composição da mama é detectada (mais densa ou menos densa), e o aparelho seleciona automaticamente o melhor fator de exposição (kVp, mA e mAs) e a melhor combinação alvo–filtro (Mo/Mo; Mo/Rh, etc.).

Atuação do CAE:
- opera medindo a quantidade de radiação no receptor de imagens;
- interrompe a exposição quando a quantidade necessária de radiação é atingida;
- compensa (entre diferentes pacientes):
  - espessura;
  - diferenças de atenuação.
- usa:
  - câmaras de ionização;
  - detectores em estado sólido.

Mamas fibroglandulares

São as mamas mais densas. Assim, são menos passíveis de serem comprimidas, em razão da dor e do desconforto da pessoa examinada. Requerem **entre 28 kVp e 32 kVp**.

Mamas fibroadiposas

Possuem densidade intermediária em decorrência da presença de tecido gorduroso, o que aumenta a possibilidade de compressão e melhora o contraste. Requerem **entre 26 kVp e 28 kVp**.

Mamas adiposas

Possuem densidade baixa em razão da predominância de tecido gorduroso, o que aumenta mais ainda a possibilidade de compressão e melhora o contraste. Requerem **entre 22 kVp e 24 kVp**.

A importância da compressão adequada da mama

▶ Redução de dose, porque, diminuindo a espessura da mama, diminuem-se o kVp e o mAs.

▶ Aumento do contraste, pois a redução da espessura reduz a radiação secundária.

▶ Aumento da resolução da imagem, pois restringe o movimento da pessoa examinada.

▶ Diminui distorções.

▶ Reduz as sobreposições; facilita a "separação" de lesões suspeitas e permite um melhor diagnóstico.

Mamografia digital 7

Ricardo Aparecido Saraiva Santos

A partir do ano 2000, quando a General Electric (GE), nos Estados Unidos, introduziu o primeiro mamógrafo digital, ocorreu um salto tecnológico nas mamografias.

O Brasil foi o primeiro país da América Latina a utilizar a mamografia digital, em julho de 2000, em Recife, apenas cinco meses após o seu uso ser aprovado pela agência norte-americana Food and Drug Administration (FDA).

Na tecnologia digital, foram obtidos ganhos significativos, como:

▶ menor ponto focal;
▶ técnicas de exposição automática;
▶ melhora no contraste;
▶ redução de repetição de exposições.

Em contrapartida, o valor do equipamento digital, quando de sua chegada, representava de 4 a 5 vezes o valor do equipamento convencional.

Essa tecnologia apresenta as seguintes modalidades: mamografia computadorizada (CR, de *computed radiography*), sistema digital indireto e sistema digital direto.

Mamografia computadorizada

A radiografia computadorizada foi a primeira modalidade de radiografias digitais implementada. Utiliza, como elemento de captura, placas de fósforo fotoestimulável.

Na mamografia CR, o chassi eletrônico é inserido na bandeja no mamógrafo, o exame é realizado e, em seguida, o chassi é colocado em uma leitora. Após a leitura do chassi, a imagem da mamografia é visualizada na tela do computador (ou *workstation*) da profissional das técnicas radiológicas.

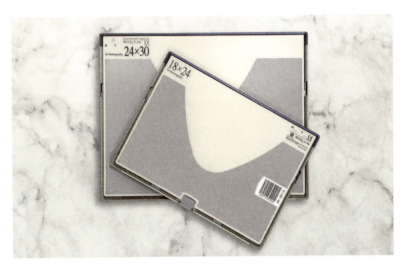

FOTO 7.1 – EXEMPLOS DE RECEPTOR DE IMAGEM PARA MAMOGRAFIA COMPUTADORIZADA.

Exposição

- Interação dos raios X residuais com a placa de fósforo fotoestimulável.
- Excitação dos elétrons dos átomos de fósforo para um estado metaestável.
- Cerca de 50% dos elétrons retornam imediatamente ao seu estado fundamental.
- Emissão de energia eletromagnética com comprimento de onda equivalente à luz visível.
- O restante dos elétrons retorna lentamente ao seu estado fundamental.
- Necessidade de rápida digitalização da imagem. Perda irreparável da imagem latente em cerca de oito horas.
- O IP inativo por doze horas deve passar pelo processo de apagamento para ser utilizado, em decorrência da radiação de fundo.

Estimulação

▶ Aceleração do retorno dos elétrons para o estado fundamental por estimulação via *laser* infravermelho.
▶ Emissão de energia eletromagnética com comprimento de onda equivalente à luz azul.

Leitura

▶ Detecção e leitura da luz emitida através de um sistema óptico de tubos fotodetectores.
▶ O fotodetector converte a luz em sinal elétrico (analógico).
▶ Conversor analógico-digital (CAD) processa o sinal elétrico e o digitaliza.

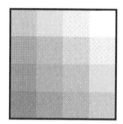

FIGURA 7.1 – O LADO ESQUERDO DA FIGURA APRESENTA DIFERENTES TONALIDADES DE CINZA QUE SÃO CODIFICADAS NA MAMOGRAFIA COMPUTADORIZADA. O LADO DIREITO APRESENTA OS VALORES (CONFORME A NOTAÇÃO BINÁRIA) CORRESPONDENTES AO NÍVEL DE CINZA.

Apagamento

▶ A estimulação via *laser* não retorna todos os elétrons para o seu estado fundamental.
▶ A imagem latente residual é removida do IP por meio de intensa exposição à luz branca.

QUADRO 7.1 – ANÁLISE COMPARATIVA DOS PROCESSOS DE AQUISIÇÃO DE IMAGEM (MAMOGRAFIA ANALÓGICA × MAMOGRAFIA COMPUTADORIZADA).

Mamografia analógica	Mamografia computadorizada
Telas intensificadoras.	Placas de imagem IP à base de fósforo (P) com európio (Eu).
Exposição (cintilação).	Exposição (cintilação).
Exposição do filme radiográfico à luz.	Imagem latente armazenada no IP.
Imagem latente.	Processamento digital.
Processamento químico.	Imagem visível.
Imagem visível.	--

Sistema digital indireto

Esse sistema (assim como o direto) faz parte da chamada mamografia DR (de *digital radiography*). Ele não utiliza chassi; quando a incidência é realizada, a imagem é enviada do mamógrafo para a tela do computador (ou *workstation*).

O sistema digital indireto emprega, como intermediário, materiais com propriedades cintilantes que convertem raios X em luz:

▶ iodeto de césio com tálio (Csl: Tl);
▶ oxissulfeto de gadolínio (Gd_2O_2S).

A detecção pode ocorrer por meio de dois tipos de detectores:

▶ dispositivo de carga acoplada (CCD).
▶ transistor de filme fino (TFF).

Sistema digital direto

Nessa tecnologia, não há cintilação.

▶ Os raios X incidem diretamente em fotocondutores de selênio amorfo (a-Se).

- O selênio amorfo é ionizado e converte os raios X em corrente elétrica.
- A corrente elétrica é armazenada temporariamente pelo capacitor e induzida ao TFF, que envia o conversor analógico-digital.
- Após essa etapa, a imagem é exibida no monitor da estação de trabalho (*workstation*).

QUADRO 7.2 – RESUMO DAS MODALIDADES DA TECNOLOGIA DIGITAL E RESPECTIVOS ELEMENTOS DE CAPTURA E DETECÇÃO.

Mamografia digital		
Modalidade	Elemento de captura	Elemento de detecção
Mamografia computadorizada (CR).	Fósforo fotoestimulável com európio.	Fotodetector.
Sistema digital indireto (mamografia DR).	CsI.	CCD.
	CsI ou Gd_2O_2S.	TFF.
Sistema digital direto (mamografia DR).	a-Se.	TFF.

Combinações alvo-filtro na mamografia digital

Depois de produzidos, os raios X saem do tubo através de uma janela de berílio (Be) e passam por um filtro que absorve os fótons de energia muito baixa.

Combinações alvo-filtro comuns:
- Mo/Mo (ou seja, molibdênio/molibdênio);
- Mo/Rh (molibdênio/ródio);
- Rh/Rh (ródio/ródio);
- W/Al (tungstênio/alumínio).
- W/Rh (tungstênio/ródio).

A combinação Mo/Mo produz raios X com energia mais homogênea; porém, a dose absorvida é mais baixa com a combinação W/Al.

A combinação W/Rh emite raios X mais energéticos e é mais efetiva para obter imagens de mamas maiores, bem como o caso de Rh/Rh.

QUADRO 7.3 – TÉCNICAS MAMOGRÁFICAS.

Espessura da mama comprimida	Alvo-filtro	kVp
2 cm.	Mo/Mo.	24.
3 cm a 4 cm.	Mo/Mo.	25, 26.
5 cm a 6 cm.	Csl ou Gd_2O_2S.	28.
7 cm a 8 cm.	Rh/Mo.	32.

Fonte: Bushong (2010).

Sistema de operação do equipamento de mamografia digital

▶ **Automático:** selecionar o kVp e o mAs de acordo com a espessura da mama comprimida.
▶ **Semiautomático:** selecionar o kVp de acordo com a mama comprimida. O aparelho seleciona o mAs.
▶ **Manual:** selecionar tanto o kVp como o mAs.

Considerações sobre a tecnologia digital

Como visto, a utilização da tecnologia digital também exige precisão. A exclusão dos químicos para aplicação do sistema não significa que não precisem ser tomados cuidados com os acessórios que suprem a necessidade da utilização dos químicos – por exemplo, o bom funcionamento e a conservação dos receptores digitais que acondicionarão as imagens latentes até que se realize a efetividade com a impressão em película radiográfica e o envio ao sistema de acondicionamento digital, como o PACS (*picture archiving and communication system,* ou sistema de comunicação e arquivamento de imagens).[1]

---

1 O PACS consiste em uma tecnologia de imaginologia médica que oferece armazenamento econômico e acesso conveniente a imagens de várias modalidades.

Levantamento radiométrico e controle de qualidade dos mamógrafos

Ricardo Aparecido Saraiva Santos

Fazer um levantamento radiométrico é aferir as doses de radiação nas áreas em que é utilizado um equipamento que emita raios X, como é o caso de um mamógrafo. Com esse levantamento, é possível avaliar se os níveis de dose a que estão expostos trabalhadores e o público estão de acordo com as restrições estabelecidas na legislação.

Os testes deverão ocorrer na instalação do equipamento e a cada quatro anos, no mínimo, porém excepcionalmente será necessário realizar novos testes sempre que ocorrerem manutenções que alterem as características do mamógrafo (por exemplo, troca de tubo e peças afins) ou reformas estruturais que modifiquem o *layout* do local em que o equipamento se encontra.

O físico com atribuições específicas é o profissional habilitado para a realização dos testes, porém um profissional das técnicas radiológicas poderá auxiliá-lo.

Entre os parâmetros, estão:

- desenvolvimento do croqui da sala, mencionando a localização do equipamento e de seus dispositivos;
- avaliação de efetividade das barreiras de proteção primária (bpp);
- avaliação das barreiras de proteção secundárias (bps) contra radiação espalhada e de fuga.

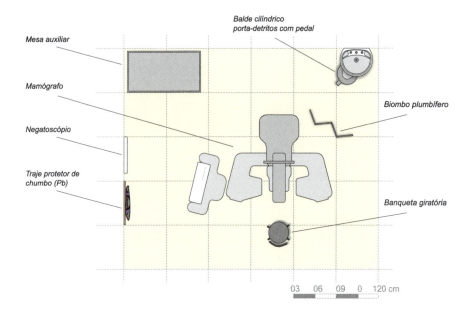

FIGURA 8.1 – EXEMPLO DE *LAYOUT* DE SALA PARA MAMOGRAFIA E BARREIRAS DE PROTEÇÃO.
Fonte: Brasil (2013).

Vale explicar que barreira de **proteção primária** é aquela que, posicionada entre a fonte e a pessoa a ser protegida, tem a finalidade de atenuar o **feixe útil** (por exemplo, aventais de Pb). A barreira de **proteção secundária**, também posicionada entre a fonte e a pessoa a ser protegida, tem o objetivo de atenuar a **radiação de fuga** do equipamento e a **radiação espalhada** pela paciente (por exemplo, paredes baritadas com material plumbífero).

Quando um feixe de raios X penetra na pessoa examinada, uma parte dos fótons é desviada e se dirige para fora do corpo. Essa é a radiação espalhada.

Já a radiação de fuga consiste naquela que, embora não pertença ao feixe útil do equipamento, consegue atravessar o cabeçote.

No levantamento radiométrico, após a coleta dos dados, é verificada a carga de trabalho semanal máxima (W) a ser realizada pelos profissionais que atuam com o equipamento emissor de radiação ionizante.

QUADRO 8.1 – EXEMPLO DE CARGA DE TRABALHO SEMANAL MÁXIMA (W).

Equipamento	Nº de pacientes	W (mA.mín/ semana)	W (mA.mín/ paciente)
			< 50 kVp
Mamógrafo.	24.	16,7.	2.000.

Fonte: Anvisa (2005).

Como vemos, os valores no quadro 8.1 apresentam a quantidade de atendimentos em um dia e o produto relacionado entre a corrente e o tempo de exposição por paciente (mA.mín/paciente), sendo estimado um feixe de energia menor que 50 kVp. Com esse valor obtido, é feita a multiplicação pelos fatores de uso (de acordo com a barreira de proteção) e de ocupação (de acordo com o local e o período de ocupação). Após obtidos todos os valores, estes são relacionados com os valores apresentados no quadro 8.2 (para análise dos níveis de restrição de dose).

Os níveis de restrição de dose estão relacionados à carga de trabalho do profissional, que nesse contexto tem a denominação de indivíduo ocupacionalmente exposto (IOE). Esses níveis não devem ultrapassar os limites em milisievert (mSv, a unidade utilizada para quantificar radiação) de acordo com a área relacionada.

QUADRO 8.2 – NÍVEIS DE RESTRIÇÃO DE DOSE.

Localização	Restrição de dose semanal	Restrição de dose anual
Área controlada.	0,10 mSv/sem.	5,0 mSv/ano.
Área livre.	0,01 mSv/sem.	0,5 mSv/ano.

Fonte: Anvisa (2005).

Área controlada se refere à área que está sujeita a regras especiais de proteção e segurança, com a finalidade de controlar exposições normais e evitar as exposições não autorizadas ou acidentais.

A chamada área livre significa área isenta de controle especial de proteção radiológica. Na área livre, os níveis de equivalente de dose ambiente devem ser inferiores a 0,5 mSv/ano.

Com esses dados aferidos e apurados em termos de normas de proteção radiológica e segurança do trabalho, é possível verificar e atestar se o IOE está atuando dentro das normas estabelecidas.

O nível de registro para monitoração individual mensal de IOE é de 0,10 mSv para dose efetiva; assim, todas as doses maiores ou iguais a 0,10 mSv devem ser registradas. As doses efetivas registradas entre 0,21 mSv/mês e 0,99 mSv/mês não estão inclusas em nível de investigação, e sim de monitoramento.

O nível de investigação para monitoração individual de IOE deve ser, para dose efetiva, de 6 mSv/ano ou de 1 mSv em qualquer mês. Para dose equivalente, o nível de investigação para pele, mãos e pés é de 150 mSv/ano ou de 20 mSv em qualquer mês. Para o cristalino, o nível de investigação é 6 mSv/ano ou de 1 mSv em qualquer mês. Para fins de investigação, níveis operacionais em períodos de monitoração inferiores ou superiores ao período mensal devem ser submetidos à aprovação da Comissão Nacional de Energia Nuclear (CNEN).

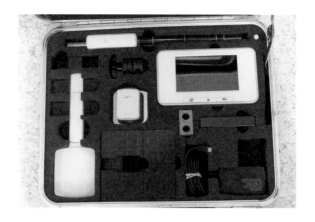

FOTO 8.1 – MALETA COM CÂMARA DE IONIZAÇÃO. O EQUIPAMENTO É UTILIZADO PARA AFERIÇÕES DE RADIAÇÃO DE FUGA. NA ANÁLISE, O PROFISSIONAL AVALIADOR EFETUA DISPAROS NO EQUIPAMENTO DE RAIOS X E, DE POSSE DO APARELHO AFERIDOR, BUSCA DETECTAR POSSÍVEIS DOSES QUE ULTRAPASSARAM A BARREIRA DE PROTEÇÃO PLUMBÍFERA.

Controle de qualidade: foco no equipamento

O controle de qualidade dos equipamentos de mamografia deve ser realizado atendendo à Norma CNEN NN 3.01 e à Resolução RDC 330/2019 MS e conforme a Instrução Normativa nº 54, de 20 de dezembro de 2019 e a Instrução Normativa nº 78, de 18 de novembro de 2020, o que substituiu de forma integral a Portaria 453/98.

Com esse controle, é possível verificar se o funcionamento do mamógrafo ocorre de acordo com a Resolução RDC 330/2019 MS. Também são checados itens importantes que, devidamente seguidos, evitam exposições desnecessárias à radiação.

A compressão da mama, por exemplo, é um item importante e deve ser adequada à anatomia da paciente, bem como à investigação de uma possível patologia. O valor preconizado na Instrução Normativa nº 54/2019 é de uma compressão entre 11 kgf e 18 kgf.

Ao pressionar o pedal que aciona o compressor, a profissional encontra um limite quando o mamógrafo interrompe o processo por ter atingido uma resistência conforme a densidade da mama e o limite do equipamento. Essa compressão não deverá ser menor que 11 kgf para que possa atender a um mínimo necessário para a aquisição de uma imagem satisfatória. O máximo, como dito acima, é de 18 kgf.

Assim como no levantamento radiométrico, o físico com atribuições específicas é o profissional habilitado para realizar esse controle do equipamento, embora a profissional das técnicas radiológicas possa auxiliá-lo.

A Instrução Normativa nº 54/2019 e a Instrução Normativa nº 78/2020 apresentam os valores relacionados aos testes, a dose glandular média (DGM) para mamografia e razão contraste-ruído (CNR, de *contrast noise to ratio*).

A **dose glandular média** é definida como a dose média absorvida pelo tecido glandular das mamas em um exame de mamografia. Assim, é tida como grandeza dosimétrica que caracteriza o risco de indução ao câncer de quando há exposição à radiação ionizante e são ultrapassados os valores tidos como base.

Nos sistemas digitais, o contraste na imagem é afetado pelo ruído, o qual depende da dose de radiação na mama. A capacidade de detectar as lesões pode ser aprimorada por meio do aumento dos valores de dose uma vez fixada a qualidade do feixe de raios X. O parâmetro que descreve a melhor capacidade de detecção é a **razão contraste-ruído**.

O detalhamento desses valores (relacionados aos testes, à DGM e à CNR) estão apresentados no Anexo, ao final do livro (ver página 193).

Equipamentos utilizados para os testes de controle de qualidade

O mesmo aparelho usado na aferição de radiação de fuga é empregado nos testes de controle de qualidade. Mas, neste caso, a sonda para aferição é específica e visa averiguar dados referentes a qualidade do feixe de radiação, dose, tempo de exposição e filtro utilizado. Outros aparelhos são os descritos a seguir.

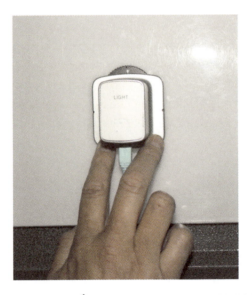

FOTO 8.2 – SENSOR DE LUMINÂNCIA, PARA MENSURAR A TAXA DE LUZ DOS NEGATOSCÓPIOS UTILIZADOS PARA VISUALIZAÇÃO DA IMAGEM RADIOGRÁFICA. COM BASE NA VISUALIZAÇÃO DAS IMAGENS, É POSSÍVEL MENSURAR A QUALIDADE DELAS. TAMBÉM É POSSÍVEL VERIFICAR SE ESTÁ OCORRENDO SUPEREXPOSIÇÃO OU QUEDA DE RENDIMENTO NA PRODUÇÃO DA IMAGEM.

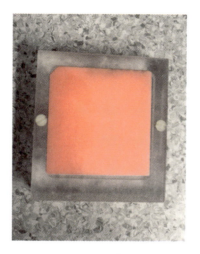

FOTO 8.3 – PHANTOM ACR PARA REALIZAÇÃO DE TESTES DE CONTROLE DE QUALIDADE PARA SISTEMAS DIGITAIS/DIGITALIZADOS.

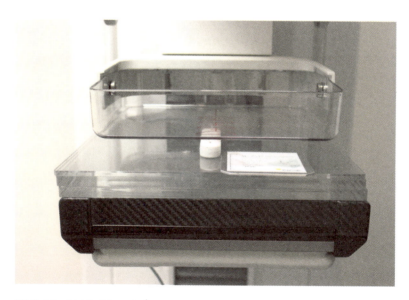

FOTO 8.4 – PLACAS DE ACRÍLICO PARA CONTROLE DE QUALIDADE DE IMAGENS. AS CARACTERÍSTICAS FÍSICAS DAS PLACAS SÃO PROPÍCIAS PARA A REALIZAÇÃO DESSE CONTROLE, E SUA ESPESSURA SIMULA UMA MAMA NOS PROCEDIMENTOS DE TESTE.

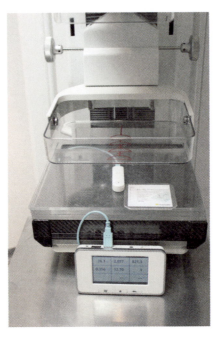

FOTO 8.5 – SISTEMA PARA APURAÇÃO DE DOSE GLANDULAR MÉDIA. UTILIZANDO O CONTROLE AUTOMÁTICO DE EXPOSIÇÃO E PLACAS DE ACRÍLICO COMPLEMENTANDO ESPESSURA DE 4,5 CM PARA SIMULAR A DENSIDADE DA MAMA, É REALIZADA A EXPOSIÇÃO DE TESTE. OS DADOS SÃO COMPUTADOS VIA SENSOR QUE DEMONSTRA SE OS VALORES ESTÃO DENTRO DE UMA DGM PERMITIDA PELOS ÓRGÃOS OFICIAIS.

O Programa Nacional de Qualidade em Mamografia

O então Programa de Qualidade em Mamografia (PQM) teve início com um projeto-piloto desenvolvido pelo INCA em parceria com a Agência Nacional de Vigilância Sanitária (Anvisa) e o Colégio Brasileiro de Radiologia. De março de 2007 a agosto de 2008, foram avaliados 53 serviços de mamografia do Sistema Único de Saúde (SUS) no país. O projeto também capacitou técnicos em radiologia e 57 radiologistas, bem como técnicos das vigilâncias sanitárias locais. Ao final do projeto, identificou-se a necessidade de as ações prosseguirem, e assim o Programa Nacional de Qualidade em Mamografia (PNQM) foi instituído em 2012.

A execução fica a cargo do Sistema Nacional de Vigilância Sanitária (SNVS), da Secretaria de Atenção à Saúde (SAS/MS), do INCA e de todos os serviços de diagnósticos por imagem que realizam mamografia. O PNQM é obrigatório a todos os serviços de mamografia do Brasil, que devem se inscrever para se submeterem às avaliações do programa.

O PNQM apura o desempenho da prestação dos serviços, com base em critérios e parâmetros referentes à qualidade da estrutura, ao processo, aos resultados, à imagem clínica e ao laudo. A proposta inclui:

- implementação de ações nacionais para aprimorar a qualidade das mamografias, no contexto das ações de detecção precoce do câncer de mama;
- elaboração e implementação de instrumentos de garantia da qualidade da imagem, do laudo/diagnóstico e da dose de radiação empregada (controle de risco);
- elaboração de critérios para o credenciamento e o monitoramento contínuo dos serviços de mamografia públicos ou privados, vinculados ou não ao SUS;
- elaboração e implementação de um sistema automatizado de coleta, processamento e gerenciamento de informações;
- qualificação dos recursos humanos para contribuir com a qualidade dos serviços de mamografia.

A Portaria nº 2.898/2013 do Ministério da Saúde detalha o escopo das ações de cada esfera envolvida no PNQM. Na internet, é possível consultá-la na íntegra.[1]

---

1 Disponível em: http://bvsms.saude.gov.br/bvs/saudelegis/gm/2013/prt2898_28_11_2013. html. Acesso em: 20 abr. 2020.

Proteção radiológica 9

Ricardo Aparecido Saraiva Santos

A proteção radiológica visa tanto à pessoa examinada como à profissional das técnicas radiológias, que, como dito anteriormente, recebe a denominação de indivíduo ocupacionalmente exposto. Este capítulo descreve as ações que fundamentam essa proteção, conforme a RDC 330/2019 MS e a Instrução Normativa nº 54/2019 a Instrução Normativa nº 78/2020.

A legislação determina que:

- somente maiores de 18 anos poderão ser IOE;
- o IOE deve ser informado sobre os riscos envolvidos em trabalho com radiação ionizante, bem como orientado pelo responsável legal;
- estudantes e estagiários em serviço de saúde que empregam radiação ionizante estarão sujeitos aos limites para IOE.

Acessórios para radioproteção

- Para cada equipamento é preciso haver um traje plumbífero (avental ou saiote de Pb) com dimensões mínimas para proteção do IOE (espessura mínima de 0,5 mm de chumbo). Também deve haver o protetor de tireoide (colar plumbífero). O colar, embora não seja recomendado na mamografia pela Agência Internacional de Energia Atômica (International Atomic Energy Agency, ou IAEA) e pela CBR, é necessário perante a normativa de proteção radiológica.
- O traje de Pb deve ser acondicionado de modo que preserve sua integridade e mantido sobre superfície horizontal ou em suporte apropriado (para evitar que se dobre, danificando a manta de chumbo).

▶ A sala em que o equipamento está instalado deve dispor de sinalização visível nas portas de acesso, contendo o símbolo internacional de radiação ionizante acompanhado das inscrições "Raios X, entrada restrita" ou "Raios X, entrada proibida a pessoas não autorizadas".

Procedimentos para a execução da mamografia

▶ Durante a realização do exame, só podem ficar na sala a pessoa examinada e a profissional das técnicas radiológicas. Quando se tratar de paciente com algum tipo de deficiência ou dificuldade motora, será permitida a presença de acompanhante, para ajudar a pessoa a se manter na posição correta. Essa acompanhante também deve ser protegida.

▶ O tempo de exposição deve ser o menor possível, consistente com a obtenção de imagem de boa qualidade. Isso inclui o uso de receptor de imagem mais sensível, que possa fornecer os níveis de contraste e detalhe necessários.

▶ A profissional das técnicas radiológicas deve observar e ouvir a paciente durante as exposições.

A profissional jamais deve permanecer no campo de radiação primária incidente.

Uma nota sobre o uso do protetor de tireoide

Não é incomum vermos pessoas alegando certo receio da mamografia por causa de uma suposta relação do exame com aumento da incidência de câncer de tireoide.

Segundo o INCA, não existem dados consistentes que demonstrem que uma pessoa submetida à mamografia tenha aumento do risco desse tumor. O instituto afirma que a dose de radiação para a tireoide durante uma mamografia é extremamente baixa (inferior a 1% da dose recebida pela mama), o equivalente a 30 minutos de exposição à radiação recebida de fontes naturais. Assim, conclui o INCA, o risco de indução ao câncer de tireoide após uma mamografia é insignificante (menos de 1 caso a cada 17 milhões de mulheres que realizarem mamografia anual entre 40 e 80 anos).

Sobre o uso do colar protetor, o INCA sustenta que pode interferir no posicionamento da mama e gerar sobreposição, reduzindo a qualidade da imagem, interferindo no diagnóstico e levando à necessidade de repetição do exame. O instituto destaca a seguinte afirmação da Agência Internacional de Energia Atômica: "Na mamografia moderna, há uma exposição insignificante para outros locais que não seja a mama. O principal valor da utilização dos protetores de radiações é psicológico. Se tais protetores forem fornecidos, somente a pedido da paciente".

O Colégio Brasileiro de Radiologia, a Sociedade Brasileira de Mastologia e a Federação Brasileira das Associações de Ginecologia e Obstetrícia **não recomendam o uso** do protetor de tireoide em exames de mamografia. Essa posição segue entidades internacionais como o já citado Colégio Americano de Radiologia, a Sociedade Americana de Doenças da Mama (American Society for Breast Disease), a Associação Americana de Tireoide (American Thyroid Association) e a IAEA.

O exame mamográfico 10

Daniela Rodrigues
Luciana Aparecida Bellatto Patrocinio

O exame de mamografia tem se constituído em instrumento fundamental para a identificação de doenças mamárias. A mamografia de rastreamento e a mamografia diagnóstica são métodos recomendados para avaliação ou detecção do câncer de mama. No Brasil, a mamografia é o método de imagem que contribui para a avaliação de lesões palpáveis e não palpáveis. A detecção precoce é o maior fator de sucesso no combate ao câncer, potencializando significativamente o impacto do tratamento e a sobrevida de pacientes.

A **mamografia de rastreamento** tem a finalidade de avaliar pacientes sem sinais ou sintomas de câncer de mama (assintomáticas). O Ministério da Saúde recomenda as mamografias para rastreamento em mulheres na faixa etária de 50 a 69 anos, realizadas em um **intervalo de até dois anos**.

Na **mamografia diagnóstica**, os exames visam investigar possíveis lesões na mama e pacientes com sinais ou sintomas de lesões mamárias (sintomáticas). Nesse caso, a solicitação pode ser realizada **a qualquer momento**, independentemente da faixa etária.

Métodos de localização no tecido mamário

Para a correta realização da mamografia, é de extrema importância o reconhecimento dos métodos habitualmente utilizados na localização de lesões na mama – por exemplo, o método dos quadrantes mamários e o método de relógio.

Dessa forma, é possível subdividir o tecido mamário em áreas menores, a fim de localizar lesões de forma mais efetiva, facilitando o posicionamento mamográfico.

Quadrantes mamários

Em uma vista frontal, a mama é dividida em quatro quadrantes, utilizando-se o mamilo como centro.

QUADRO 10.1 – IDENTIFICAÇÃO DOS QUADRANTES E RESPECTIVAS ABREVIATURAS.

Quadrantes	Abreviatura
Quadrante superior externo.	QSE.
Quadrante superior interno.	QSI.
Quadrante inferior externo.	QIE.
Quadrante inferior interno.	QII.

Fonte: CBR e Silva (2018); INCA (2019).

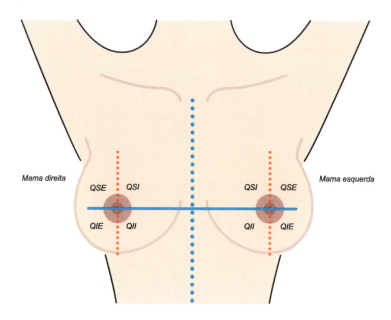

FIGURA 10.1 – SISTEMA DE QUADRANTES MAMÁRIOS.
Fonte: adaptada de CBR e Silva (2018).

Método de relógio

Esse método (muito utilizado na ultrassonografia) compara a superfície da mama ao mostrador de um relógio. A lesão é localizada em horas. É um método que exige atenção maior, pois ocorre uma diferença de marcador entre a mama direita e a esquerda, como é possível perceber na figura 10.2.

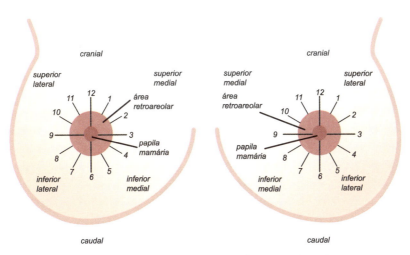

FIGURA 10.2 – A LOCALIZAÇÃO DA LESÃO NO MÉTODO RELÓGIO É FEITA SEMPRE NO SENTIDO HORÁRIO. NA FIGURA, PODEMOS OBSERVAR A DIFERENÇA ENTRE A MAMA DIREITA E A ESQUERDA NA LOCALIZAÇÃO DAS 3 HORAS E DAS 9 HORAS.
Fonte: Landsveld-Verhoeven (2015).

Para auxiliar o posicionamento mamográfico, a mama também é avaliada em uma vista em perfil ou anteroposterior, a fim de demostrar a profundidade do tecido mamário, incluindo o tecido retroareolar, o tecido central e o prolongamento axilar.

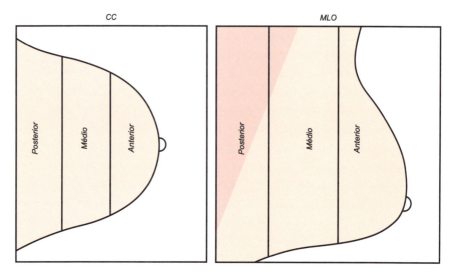

FIGURA 10.3 – DESCRIÇÃO DOS TERÇOS DA MAMA: ANTERIOR, MÉDIO E POSTERIOR.
Fonte: Landsveld-Verhoeven (2015).

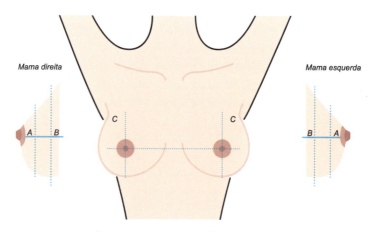

FIGURA 10.4 – REGIÕES DA MAMA. A: REGIÃO RETROAREOLAR; B: REGIÃO CENTRAL; C: PROLONGAMENTO AXILAR.
Fonte: INCA (2019).

Como se vê na figura, além de quadrantes, a mama é dividida em regiões características: retroareolar, central e prolongamento axilar. A região retroareolar está localizada abaixo do complexo areolopapilar, medindo entre 2 cm e 3 cm. A continuidade da região retroareolar em profundidade chama-se região central. As regiões retroareolar e central são identificadas na vista lateral da mama. O prolongamento axilar demonstra a região final da mama e a axila.

Incidências mamográficas

No exame mamográfico, seguimos as recomendações da Portaria nº 2.898/2013 (Programa Nacional de Qualidade em Mamografia), que estabelece as incidências de rotina, as incidências complementares e as manobras.

As **incidências de rotina ou básicas** são os protocolos de exames definidos para a realização inicial de cada exame; são os exames de referência, estando presentes em todos os atendimentos padronizados, tanto na mamografia de rastreamento como na diagnóstica. Essa rotina é composta pelas incidências craniocaudal (direita e esquerda) e mediolateral oblíqua (direita e esquerda).

As **incidências complementares** também seguem um posicionamento padronizado e são utilizadas para o estudo de regiões específicas da mama. As principais incidências complementares são craniocaudal exagerada, caudocranial, perfil – mediolateral, perfil – lateromedial e axilar.

As **manobras** são variações de posicionamento que podem ser realizadas em conjunto com as incidências de rotina e as complementares. Essas manobras às vezes exigem ajustes de angulação e/ou troca de dispositivos do mamógrafo. A manobra também pode ser realizada no tecido mamário da paciente. As manobras são compressão focal/seletiva/localizada, ampliação/magnificação, rolada, tangencial e Eklund.

QUADRO 10.2 – RESUMO DAS INCIDÊNCIAS E MANOBRAS MAMOGRÁFICAS E RESPECTIVAS ABREVIATURAS.

Incidências de rotina	Incidências complementares	Manobras
Craniocaudal (CC).	Craniocaudal exagerada (XCC).	Compressão focal/ seletiva/localizada.
Mediolateral (MLO).	Caudocranial (RCC).	Ampliação/ magnificação (AMP)
--	Perfil – mediolateral (ML).	Rolada.
--	Perfil – lateromedial (LM).	Tangencial.
--	Axilar (AXI).	Eklund (EKL).
--	Cleavage (CV).	--

Fonte: Anvisa (2005).

As abreviaturas devem vir acompanhadas da lateralidade da mama, representadas pelas letras D ou R (mama direita) e E ou L (mama esquerda).[1]

Por exemplo:
- **craniocaudal:** CCD (ou CC-D, ou R CC) e CCE (ou CC-E, ou L CC);
- **mediolateral oblíqua:** MLOD (ou R MLO) e MLOE (ou L MLO).

Artefatos

Em uma linguagem popular, são os defeitos da imagem mamográfica, pois se referem a áreas que, embora visíveis, não fazem parte do tecido mamário. Na mamografia analógica, um artefato pode ser decorrente de problemas no processamento do filme, resultando em "manchas" com potencial de levar a uma suspeita errônea de lesão.

Tanto na mamografia analógica como na digital, o termo "artefato" também define elementos que "invadem" a imagem (por exemplo,

---

[1] Refere-se a *right* ("direita", em inglês); L refere-se *left* ("esquerda", em inglês).

o cabelo da paciente). Para evitar o problema, a profissional precisa posicionar a paciente corretamente e observá-la com atenção para que ela não se movimente. Em muitos casos, seja qual for a tecnologia utilizada, o artefato só será descoberto após a realização do exame, gerando a necessidade de repetição da imagem – o que significa desconforto para a mulher e uma nova exposição à radiação. Por isso, é fundamental ficar atenta à paciente.

Nos capítulos 11, 12 e 13, em que detalhamos as incidências e as manobras mamográficas, apresentamos os cuidados para evitar a ocorrência dos artefatos.

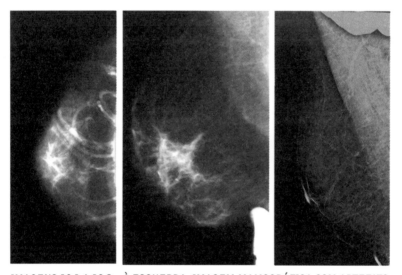

IMAGENS 10.1 A 10.3 – À ESQUERDA, IMAGEM MAMOGRÁFICA COM ARTEFATO DE CABELO. NO CENTRO, COM ARTEFATO DE DEDO. À DIREITA, IMAGEM COM ARTEFATO DE MENTO (QUEIXO).

Identificação das mamografias

Como em todo exame radiológico, é de extrema importância a identificação com os dados do paciente. A legislação vigente define que as imagens devem conter, no mínimo, estas informações:
- identificação do exame;
- identificação do serviço de diagnóstico por imagem;

- registro do paciente;
- data do exame;
- abreviatura da incidência radiográfica;
- lateralidade da mama.

Seguimos como regra colocar a identificação sempre na região axilar da paciente, acompanhada da descrição da incidência e da lateralidade, conforme a figura 10.4.

FIGURA 10.4 – REPRESENTAÇÃO DE IDENTIFICAÇÃO NA MAMOGRAFIA CONVENCIONAL, REALIZADA COM MARCADORES RADIOPACOS (NUMERADORES). O NUMERADOR ESTÁ COLOCADO EM CORRESPONDÊNCIA COM OS QUADRANTES SUPERIORES NA MLO (À ESQUERDA) E COM OS QUADRANTES LATERAIS EM CC (À DIREITA). NA MAMOGRAFIA DIGITAL, A IDENTIFICAÇÃO OCORRE POR MEIO DAS INFORMAÇÕES QUE A PROFISSIONAL INSERE (DIGITAL) NA ESTAÇÃO DE TRABALHO POUCO ANTES DA REALIZAÇÃO DO EXAME.
Fonte: INCA (2019).

Condução do exame

Anamnese, ou ficha de avaliação

Antes da realização de uma mamografia, a paciente responde a um questionário cujas respostas permitem entender sua individualidade e auxiliam na realização e na interpretação da mamografia. É a anamnese, muitas vezes chamada também de ficha de avaliação.

A anamnese contém informações como idade, condição menstrual (data da última menstruação), menopausa (idade ou ano da última menstruação), possibilidade de gravidez, uso de hormônios (deve-se escrever o tempo em que o hormônio está em uso ou se tiver sido interrompido há menos de três meses), indicação da mamografia (rastreamento; diagnóstica; pré-terapia hormonal; pré-operatória; controle radiológico), se há caso de câncer de mama na família (os itens mais importantes são mãe e irmã com câncer de mama na pré-menopausa; deve-se escrever a idade da mãe ou da irmã na época do diagnóstico).

De posse dessa ficha, quando possível, com os exames anteriores da paciente, a profissional das técnicas radiológicas tem mais condições de avaliar a necessidade de incidências adicionais e/ou manobras durante a mamografia, além de identificar e marcar lesões cutâneas que poderiam ser confundidas com lesão na mama.

Na ficha, a profissional deve deixar observações importantes (por exemplo, paciente com resíduo de desodorante, paciente não deixou comprimir, secreção durante a compressão, limitação de movimento).

Aspecto emocional

A mamografia é tida pelas mulheres como um exame que causa dor (em decorrência da compressão mamária). Assim, a paciente chega ao setor geralmente apresentando ansiedade, tensão, nervosismo ou medo. O aspecto emocional é fundamental para uma excelente condução no exame, pois o nervosismo e a ansiedade provocam contração na musculatura, deixando o tecido mamário mais difícil de ser posicionado no mamógrafo.

A profissional das técnicas radiológicas deve ser clara na condução do exame e, ao mesmo tempo, tranquilizar a paciente e lhe transmitir confiança.

Algumas sugestões que podem contribuir para uma melhor condução do exame:

▶ recepcionar a paciente com um sorriso;
▶ estabelecer contato visual com a paciente, a fim de promover a confiança dela;

- tratar a paciente de forma atenciosa e cordial (por exemplo, chamando-a pelo nome);
- oferecer privacidade à paciente, mantendo a porta da sala trancada;
- explicar, a todo momento, os procedimentos e as manobras que ocorrerão na realização do exame, ou seja, demonstrar à paciente sua competência profissional;
- informar à paciente que a rotina do exame é composta de quatro incidências básicas e que incidências adicionais podem ocorrer para melhorar a visualização do exame, não significando que isso seja um problema;
- preferencialmente, realizar a higienização das mãos e do equipamento na frente da paciente, o que demonstrará atenção e cuidado com ela;
- utilizar luvas de procedimento na presença de fluido corporal espontâneo ou pele não íntegra;
- informar à paciente que a compressão mamária é necessária para o melhor resultado no exame e que o desconforto, embora exista, é rápido e suportável.

Exames em pacientes com deficiência e necessidades especiais

Para realizar o atendimento a esse público, a profissional deve atentar ao espaço físico (ergonomia) da sala de exame. Algumas sugestões que podem contribuir para melhor condução do exame:
- no atendimento a cadeirantes, afastar os pedais do mamógrafo, para que a cadeira de rodas possa ter livre acesso;
- posicionar os pedais próximos ao profissional, a fim de auxiliar no posicionamento e não prejudicar o alinhamento postural da profissional;
- alinhar o dorso da paciente na cadeira de rodas;
- ajustar a altura do receptor de imagem ideal para a paciente;
- solicitar e orientar a paciente para que posicione o rosto para a face medial. (Não realize você esse movimento; a paciente o faz.)

Em algumas situações, é necessária a presença de acompanhante na sala de exame para auxiliar no posicionamento da paciente. A profissional não deve se esquecer de oferecer o avental de Pb e o protetor de tireoide para a acompanhante, para a proteção radiológica.

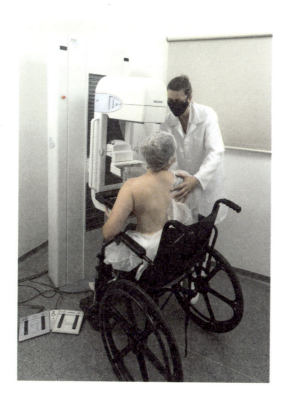

FOTO 10.1 – POSICIONAMENTO DE PACIENTE CADEIRANTE.

Detecção de suspeita de câncer de mama no momento do exame

No decorrer de sua rotina, a profissional das técnicas radiológicas encontrará pacientes com suspeita de lesão maligna. Em momentos como esse, a profissional deve manter o foco na realização da mamografia. A atuação indicada é:

▶ não demonstrar diferenças na condução do exame, pois isso poderá trazer tensão e ansiedade à paciente;

- não realizar perguntas que façam a paciente desconfiar de que houve um achado suspeito;
- observar se existe alguma irregularidade na mama (por exemplo, retração cutânea) e informar ao médico por meio da ficha de avaliação.

Caso haja secreção mamilar no momento da compressão mamária, principalmente água de rocha "transparente" ou sanguinolenta, as informações devem ser registradas e informadas ao médico.

Incidências de rotina 11

Daniela Rodrigues
Luciana Aparecida Bellatto Patrocinio

As incidências de rotina ou básicas, como o nome diz, são fundamentais em um exame mamográfico. As imagens obtidas propiciam uma **visão abrangente** da mama. Incidências complementares só são realizadas depois, quando uma incidência de rotina ou a solicitação médica prévia apontam sua necessidade.

Este capítulo detalha a realização das incidências básicas (CC e MLO). Em ambas, a respiração da **paciente** é a apneia expiratória (ou seja, ela **solta todo o ar e prende a respiração** no momento da captação). A proteção radiológica da paciente deve ser o **saiote de Pb**.

Craniocaudal, ou CC

Indicação

Mamografias diagnóstica e de rastreamento.

Visualização na imagem

Quadrantes medial e lateral da mama.

Posição do equipamento

Mamógrafo em posição vertical a 0°, com o feixe de raios X perpendicular à mama.

Posição da paciente

Ortostática[1] ou sentada.

▶ À frente do mamógrafo, com uma rotação corpórea de 5° a 10° medial. Dorso ereto, e os ombros, relaxados. Pernas levemente afastadas e estendidas.

▶ Ajustar a altura do receptor de imagem ao nível da prega inframamária. (A prega inframamária é a junção da parte inferior da mama com a parede torácica.)

▶ Lado a ser radiografado: membro superior fletido e aduzido a 90°, apoiado na região abdominal da paciente ou na cintura.

▶ Membro superior oposto estendido ao longo do corpo ou tracionando a mama oposta lateralmente.

▶ Face da paciente projetada para o lado medial, com o mento (queixo) levemente elevado.

Posição da mama

A profissional se posiciona ao lado medial em relação à paciente. Com uma mão, deve apoiar o dorso da paciente, para que ela não se desloque posteriormente. A outra mão, espalmada, deve suspender e tracionar o tecido mamário de interesse sobre o receptor de imagem. (Área de interesse significa a área da mama que deve ser estudada na imagem radiológica.) Isso deve ser feito de modo que a prega inframamária permaneça a um ângulo de 90° com a parede torácica, ao nível do receptor de imagem (ver foto 11.1).

O mamilo deve estar paralelo ao receptor de imagem e posicionado no raio de 12 horas.

A profissional deve, então, aplicar a compressão gradativamente.

---

[1] Paciente em pé, com os braços estendidos ao lado do tronco e as palmas das mãos voltadas para a frente.

INCIDÊNCIAS DE ROTINA

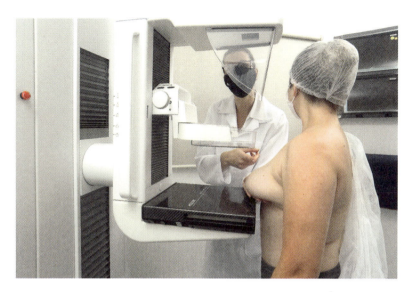

FOTO 11.1 – AJUSTE DA ALTURA DO RECEPTOR DE IMAGEM NO NÍVEL DA PREGA INFRAMAMÁRIA.

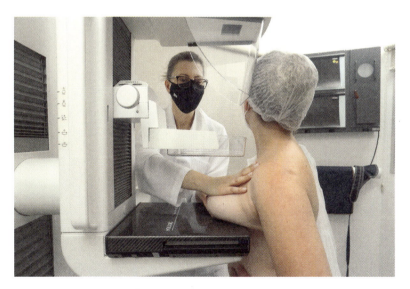

FOTO 11.2 – TECIDO MAMÁRIO DE INTERESSE SOBRE O RECEPTOR DE IMAGEM.

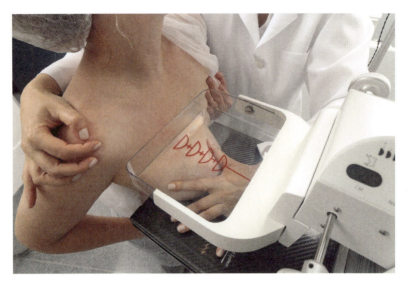

FOTO 11.3 – COMPRESSÃO MAMÁRIA.

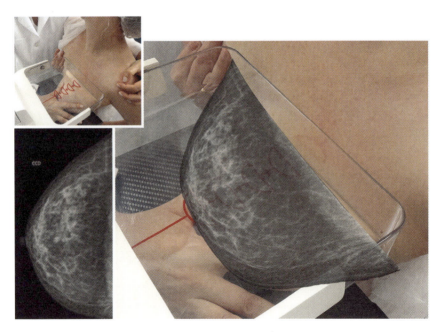

FOTO 11.4 – FOTOMONTAGEM ILUSTRATIVA DA ÁREA DA MAMA A SER REGISTRADA NA INCIDÊNCIA CRANIOCAUDAL.

DICAS

▶ Garantir que os pés da paciente estejam alinhados à linha do aparelho, para evitar possíveis dobras na mama.

▶ Observar se a paciente não provocou rotação do quadril, flexão do joelho, elevação dos pés, pois essas situações podem gerar instabilidade corporal, resultando em imagem tremida.

▶ Buscar o alinhamento da prega inframamária com o receptor, para garantir a uniformidade do tecido mamário.

▶ Observar possíveis artefatos na imagem, como brinco, corrente, cabelo, ombro, mento (queixo), abdome, desodorante, talco.

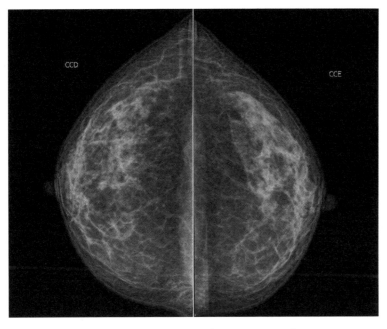

IMAGENS 11.1 E 11.2 – IMAGENS MAMOGRÁFICAS NA INCIDÊNCIA CRANIOCAUDAL EM MAMA DIREITA (CCD) E ESQUERDA (CCE).

CRITÉRIOS DE AVALIAÇÃO DE IMAGEM

▶ Mama posicionada de forma simétrica.
▶ Mamilo, porção medial, lateral e retroglandular demonstrados na imagem.
▶ A visualização do músculo peitoral maior indica a inclusão de todo o tecido retroglandular, no entanto, a sua visualização somente é possível entre 30% e 40% das imagens, em razão das diferenças anatômicas entre as pacientes.
▶ A inclusão do tecido mamário é avaliada pela extensão das mamas, medindo a distância entre a região mamilar e a porção retroglandular da mama. Essa distância deve ser igual ou inferior a 1 cm.
▶ Mamilos em perfil.
▶ Ausência de dobras e pregas.

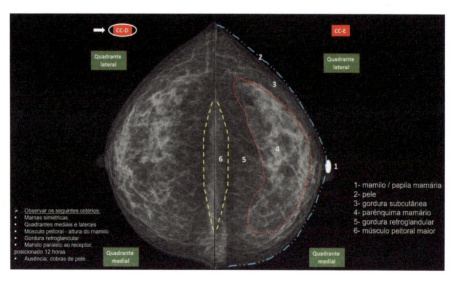

IMAGEM 11.3 – CRITÉRIOS A SEREM OBSERVADOS NA VISUALIZAÇÃO DA MAMA DURANTE A REALIZAÇÃO DA INCIDÊNCIA CRANIOCAUDAL.

Mediolateral oblíqua, ou MLO

Indicação

Mamografias diagnóstica e de rastreamento.

Visualização na imagem

Quadrantes superiores e inferiores da mama e músculo peitoral maior.

Posição do equipamento

Mamógrafo rotacionado entre 30° e 60°, de modo que o feixe de raios X se encontre perpendicular ao músculo peitoral maior. Essa variação pode ocorrer conforme o biótipo da paciente.

Posição da paciente

Ortostática ou sentada.

- À frente do equipamento, com as pernas levemente afastadas e estendidas, de forma que o mamilo esteja paralelo ao receptor de imagem. Manter o dorso da paciente ereto, e os ombros, relaxados.
- Lado a ser radiografado: posicionar o braço da paciente estendido e apoiado na lateral superior do receptor de imagem, de modo que a linha axilar posterior permaneça na mesma altura do receptor de imagem. A paciente poderá apoiar a mão na barra lateral do mamógrafo.
- Membro superior oposto: em extensão ao longo do corpo ou tracionando a mama oposta lateralmente para que não ocorra sobreposição de imagem.
- Face da paciente levemente elevada.

Posição da mama

A profissional se posiciona ao lado medial em relação à paciente. Com uma mão, deve apoiar o dorso da paciente, para que ela não se desloque posteriormente. Com a outra mão espalmada, deve suspender e tracionar a mama anterior e medialmente, de modo que inclua a região da prega inframamária e o músculo peitoral maior no receptor de imagem.

O mamilo deve estar paralelo ao receptor, e a mama não deve se apresentar pêndula na imagem.

A profissional deve, então, aplicar a compressão gradativamente.

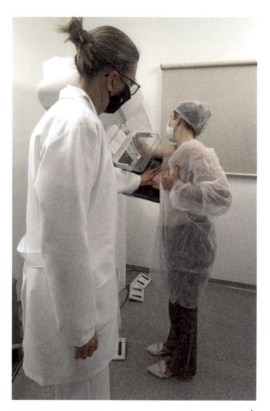

FOTO 11.5 – PACIENTE POSICIONADA DE FRENTE PARA O MAMÓGRAFO.

INCIDÊNCIAS DE ROTINA

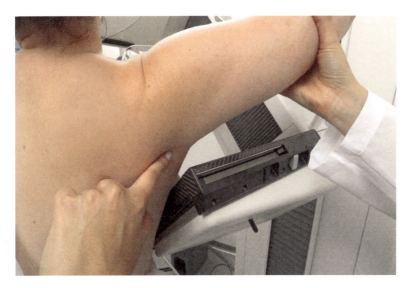

FOTO 11.6 – LINHA AXILAR POSTERIOR PARALELA À LATERAL SUPERIOR DO RECEPTOR DE IMAGEM.

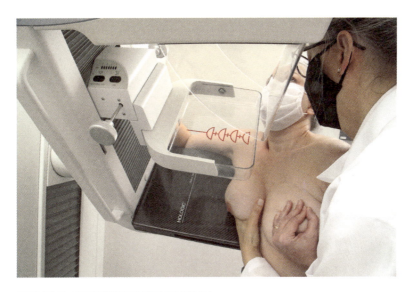

FOTO 11.7 – POSICIONAMENTO DA MAMA.

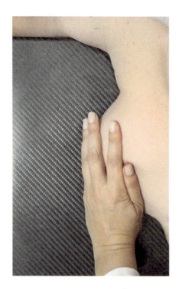

FOTO 11.8 – POSICIONAMENTO DA MAMA COM ÊNFASE NA PREGA INFRAMAMÁRIA.

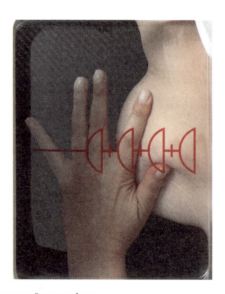

FOTO 11.9 – COMPRESSÃO MAMÁRIA.

INCIDÊNCIAS DE ROTINA

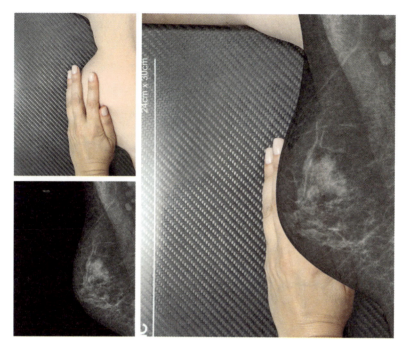

FOTO 11.10 – FOTOMONTAGEM ILUSTRATIVA DA ÁREA DA MAMA A SER REGISTRADA NA INCIDÊNCIA MEDIOLATERAL OBLÍQUA.

DICAS

- ▶ A paciente deve contrair o abdome para evitar sobreposição na imagem.
- ▶ Observar se a paciente não provocou rotação do quadril, flexão do joelho, elevação dos pés, pois essas situações podem gerar instabilidade corporal, resultando em imagem tremida.
- ▶ Observar possíveis artefatos na imagem, como brinco, corrente, cabelo, ombro, mento (queixo), abdome, desodorante, talco.
- ▶ Observar o receptor de imagem, de modo que ele não fique muito elevado em relação à axila.
- ▶ Incluir a prega inframamária na imagem.

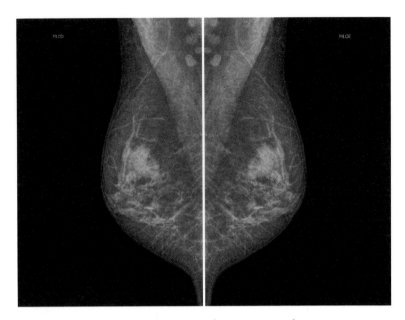

IMAGENS 11.4 E 11.5 – IMAGENS MAMOGRÁFICAS NA INCIDÊNCIA
MEDIOLATERAL OBLÍQUA EM MAMA DIREITA (MLOD) E MAMA ESQUERDA (MLOE).

CRITÉRIOS DE AVALIAÇÃO DE IMAGEM
- Mamas simétricas.
- Mamilo projetado em perfil.
- Prega inframamária deve aparecer na imagem, sem sobreposição de tecido abdominal.
- Músculo peitoral maior deve ser visível abaixo ou ao nível do mamilo.
- Evitar incluir o músculo peitoral menor.
- Tecido retroglandular demonstrado na imagem.
- Mama não deve se apresentar pêndula na imagem.
- Ausência de dobras e pregas.

INCIDÊNCIAS DE ROTINA | 123

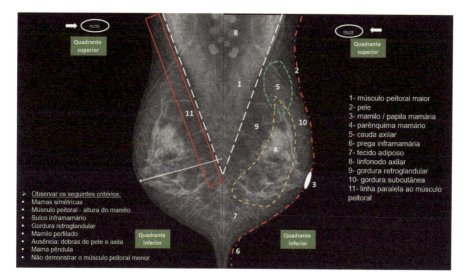

IMAGEM 11.6 – CRITÉRIOS A SEREM OBSERVADOS NA VISUALIZAÇÃO DA MAMA DURANTE A REALIZAÇÃO DA INCIDÊNCIA MEDIOLATERAL OBLÍQUA.

Incidências complementares 12

Daniela Rodrigues
Luciana Aparecida Bellatto Patrocinio

As incidências complementares são realizadas conforme se detecta lesão nas incidências de rotina ou por solicitação médica prévia.

Este capítulo detalha a realização dessas incidências complementares. Em todas, a respiração da **paciente** é a apneia expiratória (ou seja, ela **solta todo o ar e prende a respiração** no momento da captação). A proteção radiológica da paciente deve ser o **saiote de Pb**.

Perfil – mediolateral, ou ML

Indicação

▶ Avaliar suspeitas de lesões verificadas nas imagens MLO e não vistas nas CC.
▶ Avaliar calcificações puntiformes e lineares decorrentes de depósito de cálcio.
▶ Complementar o exame em mamas com cirurgia conservadora.

Visualização na imagem

Centralização das lesões.

Posição do equipamento

Mamógrafo com o equipamento rotacionado a 90°, de modo que o feixe de raios X permaneça perpendicular, incidindo medialmente e emergindo lateralmente à mama.

Posição da paciente

- Ortostática ou sentada.
- À frente do equipamento, com as pernas levemente afastadas e estendidas. Manter o dorso da paciente ereto, e os ombros, relaxados.
- Lado a ser radiografado: membro superior elevado, formando um ângulo de 90° com a região torácica, de modo que a porção lateral da mama fique apoiada no receptor de imagem e a região axilar fique apoiada na lateral superior do receptor de imagem.
- Membro superior oposto tracionando a mama lateralmente para que não ocorra sobreposição de estrutura.
- Face da paciente levemente elevada.

Posição da mama

A profissional se posiciona ao lado medial em relação à paciente. Com uma mão, deve apoiar o dorso da paciente, para que ela não se desloque posteriormente. Com a outra mão espalmada, deve suspender e tracionar a mama anterior e medialmente, de forma que a gordura retroglandular esteja presente na imagem.

O mamilo deve ser mantido em perfil.

A profissional deve, então, aplicar a compressão gradativamente.

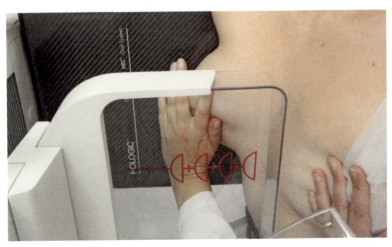

FOTO 12.1 – PACIENTE EM POSIÇÃO ORTOSTÁTICA À FRENTE DO MAMÓGRAFO.

INCIDÊNCIAS COMPLEMENTARES | 127

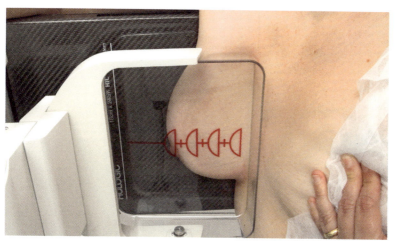

FOTO 12.2 – COMPRESSÃO MAMÁRIA.

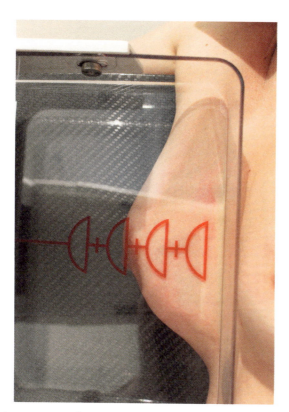

FOTO 12.3 – COMPRESSÃO FINAL.

DICAS

- Atentar para que não ocorra sobreposição de estrutura na imagem, como o mento (queixo), o úmero ou o abdome.
- A paciente deve contrair o abdome para evitar sobreposição na imagem.
- Incluir prolongamento axilar.

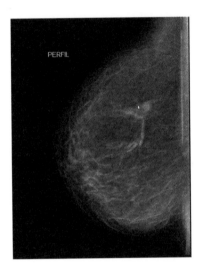

IMAGEM 12.1 – IMAGEM MAMOGRÁFICA NA INCIDÊNCIA PERFIL – MEDIOLATERAL.

CRITÉRIOS DE AVALIAÇÃO DE IMAGEM

- Músculo peitoral maior deve ser projetado de forma estreita e afilada na imagem.
- Tecido fibroglandular distribuído de forma uniforme e incluído na imagem.
- Prega inframamária deve estar presente na imagem.
- Mamilo em perfil.
- Ausência de dobras e pregas.

Perfil – lateromedial, ou LM

Indicação

- Avaliar suspeitas de lesões nos quadrantes mediais próximos ao esterno.
- Avaliar calcificações decorrentes de depósito de cálcio.
- Complementar exame em mamas com cirurgia conservadora.

Visualização na imagem

Quadrantes mediais e prolongamento axilar.

Posição do equipamento

Mamógrafo com o equipamento rotacionado a 90°, de modo que o feixe de raios X permaneça perpendicular, incidindo lateralmente e emergindo medialmente à mama.

Posição da paciente

- Ortostática ou sentada.
- À frente do equipamento, com as pernas levemente afastadas e estendidas. Manter o dorso da paciente ereto, e os ombros, relaxados.
- Lado a ser radiografado: membro superior elevado formando um ângulo de 90° com a região torácica, de modo que a região medial da mama esteja apoiada no receptor de imagem.
- Membro superior oposto estendido ao longo do corpo.
- Face da paciente levemente elevada.

Posição da mama

A profissional, com a mão espalmada, traciona e suspende a mama anterior e lateralmente, de modo que inclua a região da prega infra-mamária, deixando o tecido mamário centralizado, sem dobras, e com o mamilo paralelo ao receptor de imagem.

A profissional deve, então, aplicar a compressão gradativamente.

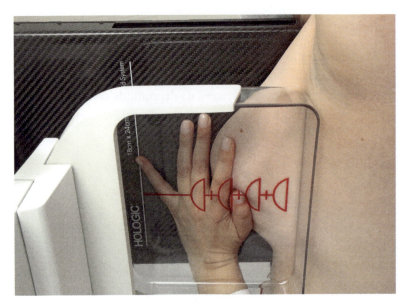

FOTO 12.4 – MAMA TRACIONADA E ELEVADA ANTERIOR E LATERALMENTE.

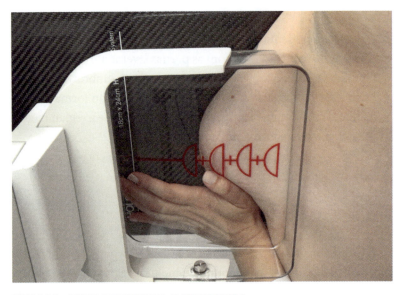

FOTO 12.5 – MAMA TRACIONADA E COMPRIMIDA.

INCIDÊNCIAS COMPLEMENTARES

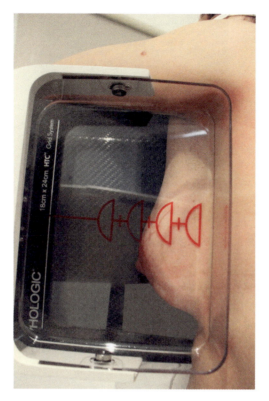

FOTO 12.6 – COMPRESSÃO MAMÁRIA.

DICAS
▶ Atentar para que não ocorra sobreposição de estrutura na imagem, como o mento (queixo), o úmero ou abdome.
▶ A paciente deve contrair o abdome para evitar sobreposição na imagem.
▶ Incluir prolongamento axilar.

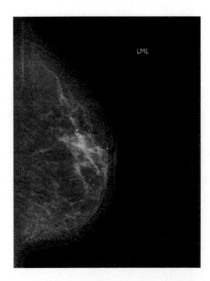

IMAGEM 12.2 – IMAGEM MAMOGRÁFICA NA INCIDÊNCIA PERFIL – LATEROMEDIAL.

CRITÉRIOS DE AVALIAÇÃO DE IMAGEM
- Músculo peitoral maior deve ser projetado de forma estreita e afilado na imagem.
- Tecido retroglandular distribuído de forma uniforme e incluído na imagem.
- Prega inframamária deve estar presente na imagem.
- Mamilo em perfil.
- Ausência de dobras e pregas.

Craniocaudal exagerada, ou XCC

Indicação
- Avaliar possíveis lesões no quadrante lateral da mama.
- Avaliar o tecido mamário axilar.

Visualização na imagem

▶ Quadrantes laterais da mama.
▶ Prolongamento axilar.

Posição do equipamento

Mamógrafo com o equipamento rotacionado de 5° a 10°.

Posição da paciente

▶ Ortostática ou sentada.
▶ À frente do mamógrafo, com o dorso ereto, e os ombros, relaxados. Pernas levemente afastadas e estendidas.
▶ Ajustar a altura do receptor de imagem ao nível da prega inframamária.
▶ Lado a ser radiografado: membro superior fletido e aduzido a 90° apoiado na região abdominal da paciente ou apoiado na cintura, provocando um relaxamento posterior no ombro, de modo que a região lateral da mama esteja em contato com o receptor de imagem.
▶ Membro superior oposto em extensão ao longo do corpo ou segurando a mama contralateral.
▶ Face da paciente projetada para o lado medial, com o mento (queixo) levemente elevado.

Posição da mama

A profissional se posiciona ao lado medial em relação à paciente. Com uma mão, deve apoiar o dorso da paciente, para que ela não se desloque posteriormente. Com a outra mão espalmada, deve suspender e tracionar a mama incluindo todo o tecido mamário do quadrante lateral sobre o receptor de imagem.

O mamilo deve estar paralelo ao receptor de imagem.

A profissional deve, então, aplicar a compressão gradativamente.

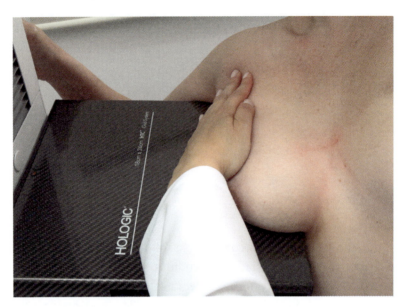

FOTO 12.7 – PACIENTE EM POSIÇÃO ORTOSTÁTICA E COM O RECEPTOR DE IMAGEM COM ANGULAÇÃO DE 5° A 10°.

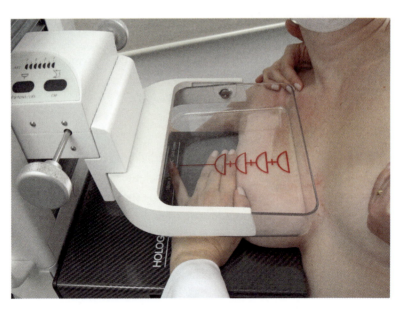

FOTO 12.8 – COMPRESSÃO MAMÁRIA.

INCIDÊNCIAS COMPLEMENTARES

DICAS

▶ Presença de uma porção do músculo peitoral indica o posicionamento correto.
▶ Relaxamento do ombro aproximando-o do receptor de imagem colabora para um melhor posicionamento.
▶ A porção medial da mama pode ser comprometida nesta imagem.
▶ Atentar para que não ocorra sobreposição de estrutura na imagem, como o mento, o úmero ou o abdome.
▶ A paciente deve contrair o abdome para evitar sobreposição na imagem.
▶ Observar possíveis artefatos na imagem, como brinco, corrente, cabelo, ombro, mento, abdome, desodorante, talco.

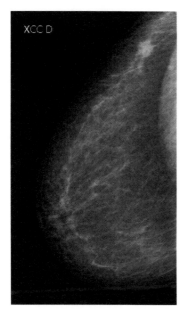

CRITÉRIOS DE AVALIAÇÃO DE IMAGEM

▶ Visualização do quadrante lateral da mama.
▶ Músculo peitoral maior deve ser projetado de forma estreita e afilado na imagem.
▶ Mamilo em perfil.
▶ Ausência de dobras e pregas.

IMAGEM 12.3 – IMAGEM MAMOGRÁFICA NA INCIDÊNCIA CRANIOCAUDAL EXAGERADA.

Cleavage, ou CV

Indicação

Avaliar possíveis lesões na porção medial da mama ou entre elas.

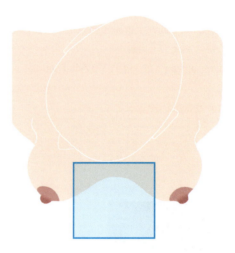

FIGURA 12.1 – POSICIONAMENTO DE CLEAVAGE (VISUALIZAÇÃO BILATERAL DA PORÇÃO MEDIAL DAS MAMAS).
Fonte: INCA (2019).

Visualização na imagem

Porção medial das mamas.

Posição do equipamento

Mamógrafo em posição vertical a 0°, com o feixe de raios X perpendicular à mama craniocaudal.

Posição da paciente

▶ Ortostática ou sentada.

- À frente do mamógrafo, com o dorso ereto, e os ombros, relaxados. Membros inferiores levemente afastados e estendidos.
- Ajustar a altura do receptor de imagem ao nível da prega inframamária.
- Posicionar a mama direita e a esquerda sobre o receptor de imagem.
- Cotovelos fletidos e mãos apoiadas na barra lateral do mamógrafo.
- Face da paciente projetada para o lado medial, com o mento (queixo) levemente elevado.

Posição da mama

A profissional se posiciona ao lado medial em relação à paciente. Com uma mão, deve apoiar o dorso da paciente, para que ela não se desloque posteriormente. Com a outra mão espalmada, deve suspender e tracionar o tecido mamário bilateral, de modo que a porção medial das mamas esteja centralizada no receptor de imagem, com a prega inframamária a um ângulo de 90° com a parede torácica, ao nível do receptor de imagem.

O mamilo deve estar paralelo ao receptor de imagem.

A profissional deve, então, aplicar a compressão gradativamente.

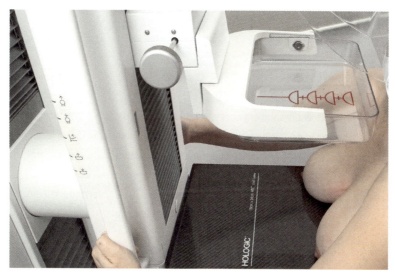

FOTO 12.9 – PACIENTE EM POSIÇÃO ORTOSTÁTICA À FRENTE DO MAMÓGRAFO, COM AS MAMAS DIREITA E ESQUERDA POSICIONADAS SOBRE O RECEPTOR DE IMAGEM.

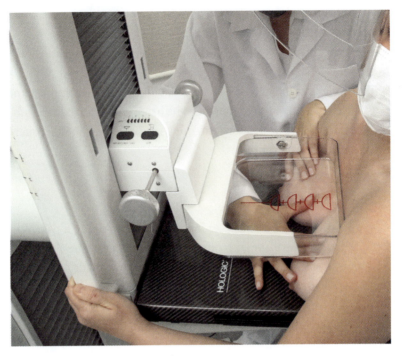

FOTO 12.10 – COMPRESSÃO MAMÁRIA.

DICAS

▶ Conhecida também como incidência do vale.
▶ Incluir tecido mamário medial.
▶ Essa incidência também pode ser realizada com o compressor focal.
▶ Observar se a paciente não provocou rotação do quadril, flexão do joelho, elevação dos pés, pois essas situações podem gerar instabilidade corporal, resultando em imagem tremida.
▶ Observar possíveis artefatos na imagem, como brinco, corrente, cabelo, ombro, mento (queixo), abdome, desodorante, talco.

INCIDÊNCIAS COMPLEMENTARES

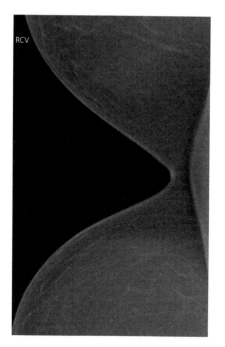

> **CRITÉRIOS DE AVALIAÇÃO DE IMAGEM**
> ▶ Visualização da porção medial da mama.
> ▶ Mamilos em perfil.
> ▶ Ausência de dobras e pregas.

IMAGEM 12.4 – IMAGEM MAMOGRÁFICA NA INCIDÊNCIA CLEAVAGE.

Axilar, ou AXI

Indicação

Alterações no prolongamento axilar e lateral da mama.

Visualização na imagem

Prolongamento axilar e lateral da mama.

Posição do equipamento

Mamógrafo rotacionado de 45° a 60°, de modo que o receptor de imagem se encontre paralelo ao prolongamento axilar. Essa variação pode ocorrer conforme o biótipo da paciente.

Posição da paciente

▶ Ortostática ou sentada.

▶ À frente do equipamento, com as pernas levemente afastadas e estendidas, de forma que o mamilo esteja paralelo ao receptor de imagem. Manter o dorso da paciente ereto, e os ombros, relaxados.

▶ Lado a ser radiografado: posicionar o braço da paciente estendido e apoiado na lateral superior do receptor de imagem, de modo que a linha axilar posterior permaneça na mesma altura do receptor de imagem. A paciente poderá apoiar a mão na barra lateral do mamógrafo.

▶ Membro superior oposto: em extensão ao longo do corpo ou tracionando a mama oposta lateralmente para que não ocorra sobreposição de imagem.

▶ Face da paciente levemente elevada.

Posição da mama

A profissional se posiciona ao lado medial em relação à paciente. Com uma mão, deve apoiar o dorso da paciente, para que ela não se desloque posteriormente. Com a outra mão espalmada, deve suspender e tracionar a região axilar da mama anterior e medialmente sobre o receptor de imagem.

O mamilo deve estar paralelo ao receptor de imagem.

A profissional deve, então, aplicar a compressão gradativamente.

DICAS

▶ Essa incidência é uma variação da MLO.

▶ Observar se a paciente não provocou rotação do quadril, flexão do joelho, elevação dos pés, pois essas situações podem gerar instabilidade corporal, resultando em imagem tremida.

▶ Observar possíveis artefatos na imagem, como brinco, corrente, cabelo, ombro, mento (queixo), abdome, desodorante, talco.

INCIDÊNCIAS COMPLEMENTARES | 141

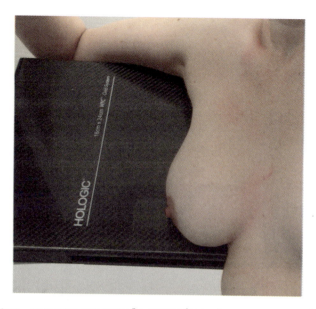

FOTO 12.11 – PACIENTE EM POSIÇÃO ORTOSTÁTICA À FRENTE DO MAMÓGRAFO COM ÊNFASE NO PROLONGAMENTO AXILAR.

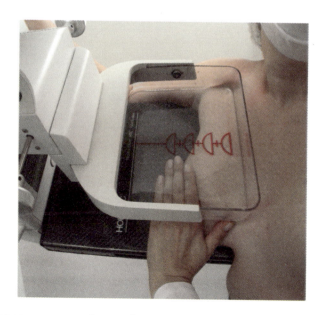

FOTO 12.12 – COMPRESSÃO MAMÁRIA.

CRITÉRIOS DE AVALIAÇÃO DE IMAGEM

▶ Visualização do prolongamento axilar e da porção lateral da mama.
▶ Mamilo em perfil.
▶ Ausência de dobras e pregas.

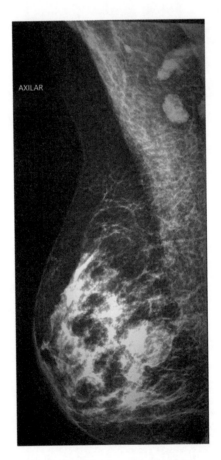

IMAGEM 12.5 – IMAGEM MAMOGRÁFICA NA INCIDÊNCIA AXILAR.

Caudocranial, ou RCC

Indicação

Esse posicionamento, que substitui a incidência craniocaudal, é mais indicado para pacientes que possuem mama pequena, mama masculina, hipercifose torácica e marca-passo.

Visualização na imagem

Quadrantes medial e lateral da mama.

Posição do equipamento

Mamógrafo em posição vertical a 180°, com o feixe de raios X perpendicular à mama incidindo na região inferior e emergindo na região superior da mama.

Posição da paciente

- ▶ Ortostática ou sentada.
- ▶ À frente do mamógrafo, com o dorso ereto, e os ombros, relaxados. Pernas levemente afastadas e estendidas.
- ▶ Ajustar a altura do compressor ao nível da prega inframamária.
- ▶ Lado a ser radiografado: membro superior estendido ao longo do corpo ou elevado, apoiado sobre o mamógrafo.
- ▶ Membro superior oposto estendido ao longo do corpo ou tracionando a mama lateralmente.
- ▶ Face da paciente alinhada com o mento (queixo) levemente elevado.

Posição da mama

A profissional se posiciona ao lado medial em relação à paciente. Com uma mão, deve apoiar o dorso da paciente, para que ela não se desloque posteriormente. Com a outra mão espalmada, deve suspender e tracionar o tecido mamário de interesse sobre o compressor de imagem, de modo que a prega inframamária permaneça a um ângulo de 90° com a parede torácica, ao nível do compressor de imagem.

O mamilo deve estar paralelo ao compressor de imagem e posicionado no raio de 12 horas.

A profissional deve, então, aplicar a compressão gradativamente.

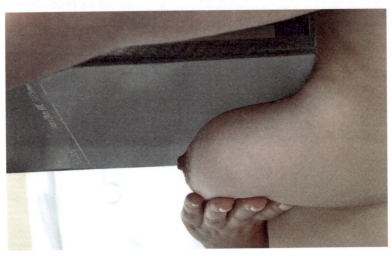

FOTO 12.13 – PACIENTE EM POSIÇÃO ORTOSTÁTICA À FRENTE DO MAMÓGRAFO COM O TECIDO MAMÁRIO DE INTERESSE SOBRE O COMPRESSOR DE IMAGEM.

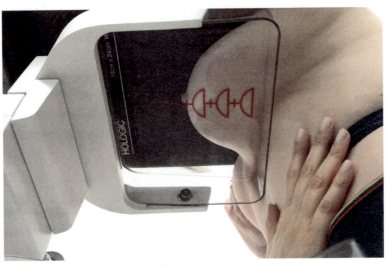

FOTO 12.14 – COMPRESSÃO MAMÁRIA.

INCIDÊNCIAS COMPLEMENTARES

DICAS
- O pé da paciente deverá estar conforme a linha do aparelho, com o intuito de evitar possíveis dobras na mama.
- Observar se a paciente não provocou rotação do quadril, flexão do joelho, elevação dos pés, pois essas situações podem gerar instabilidade corporal, resultando em imagem tremida.
- O alinhamento da prega inframamária com o compressor garante a uniformidade do tecido mamário.
- Observar possíveis artefatos na imagem, como abdome, cabelo, desodorante, talco.

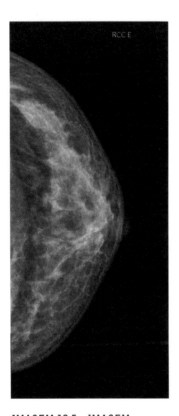

IMAGEM 12.5 – IMAGEM MAMOGRÁFICA NA INCIDÊNCIA AXILAR.

CRITÉRIOS DE AVALIAÇÃO DE IMAGEM
- Mama posicionada de forma simétrica.
- Mamilo, porção medial, lateral e adiposa posterior da mama demonstrados na imagem.
- Mamilos em perfil.
- Ausência de dobras e pregas.

Manobras 13

Daniela Rodrigues
Luciana Aparecida Bellatto Patrocinio

Como visto anteriormente, as manobras consistem em variações de posicionamento que podem ser realizadas em conjunto com as incidências de rotina e as complementares. As manobras podem exigir ajustes de angulação e/ou troca de dispositivos do mamógrafo.

Este capítulo detalha a execução das manobras (compressão focal/seletiva/localizada, ampliação/magnificação, rolada, tangencial e Eklund). Em todas, a respiração da **paciente** é a apneia expiratória (ou seja, ela **solta todo o ar e prende a respiração** no momento da captação). A proteção radiológica da paciente deve ser o **saiote de Pb**.

Compressão focal/seletiva/localizada

A compressão focal/seletiva/localizada pode ser realizada em qualquer incidência mamográfica determinada pelo médico. No entanto, a aplicação mais comum ocorre nas incidências CC, MLO e perfil.

Indicação

▶ Excluir ou confirmar lesão.
▶ Separar estruturas sobrepostas, áreas densas, assimetria focal, distorção focal.

Visualização na imagem

Área de interesse de estudo centralizada no compressor focal.

Posição do equipamento

É necessário realizar a troca do compressor do mamógrafo, encaixando o compressor focal. Esse dispositivo possui um diâmetro menor (*spot* redondo ou retangular) e comprime somente a área de interesse, com campo de colimação menor.

Posição da paciente

É necessária a visualização das incidências de rotina (CC e MLO), para que possa ser verificada a localização de estudo. O posicionamento seguirá conforme a solicitação médica.

Posição da mama

Após definida a incidência de estudo, a profissional pode realizar a medida com uma régua ou por meio de seus dedos, criando um encontro de 2 eixos de medidas: o eixo anteroposterior e o eixo de quadrantes medial e lateral (para CC) ou superoinferior (para MLO).

Imagem de referência:
- ▶ **1ª medida:** eixo anteroposterior. Partindo do mamilo como ponto de referência, em direção à região de estudo, buscar a distância entre eles.
- ▶ **2ª medida:** eixo pelos quadrantes. Partindo da lateralidade da mama (quadrante medial ou lateral da mama, ou quadrante superior ou inferior da mama) na direção central da mama até alcançar a região de estudo, buscar a distância entre elas.

A profissional deve transferir essas informações para a mama da paciente e, então, aplicar a compressão gradativamente.

MANOBRAS | 149

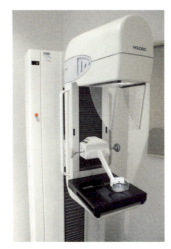

FOTO 13.1 – TROCA DE COMPRESSOR DO MAMÓGRAFO, SPOT DE COMPRESSÃO FOCAL.

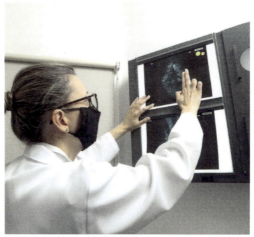

FOTO 13.2 – PARÂMETRO DE MEDIDA NAS IMAGENS DE ROTINA.

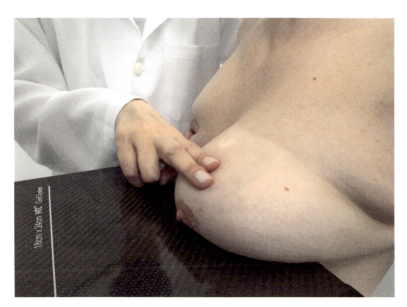

FOTO 13.3 – MEDIÇÃO DA ÁREA DE INTERESSE NA MAMA DA PACIENTE.

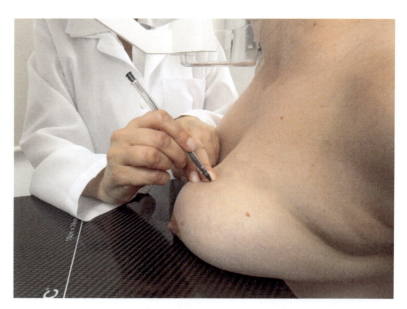

FOTO 13.4 – MARCAÇÃO DA ÁREA DE ESTUDO NA MAMA DA PACIENTE.

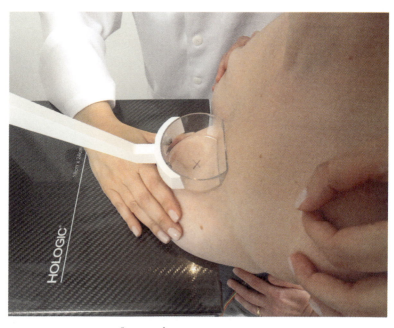

FOTO 13.5 – COMPRESSÃO MAMÁRIA.

DICAS

- Essa técnica deve ser aplicada na mesma incidência de medida. A mama deve estar posicionada da mesma forma que na imagem de referência.
- Referências de medidas: o mamilo e os quadrantes mamários.
- Podem ser utilizados marcadores na mama.

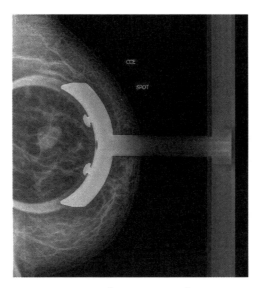

IMAGEM 13.1 – IMAGEM MAMOGRÁFICA NA INCIDÊNCIA CRANIOCAUDAL COM APLICAÇÃO DE COMPRESSÃO FOCAL.

CRITÉRIOS DE AVALIAÇÃO DE IMAGEM

- Área de interesse de estudo centralizada no compressor focal.
- Mamilo em perfil.
- Ausência de dobras e pregas.

Ampliação/magnificação, ou AMP

A ampliação ou magnificação pode ser realizada em qualquer incidência mamográfica determinada pelo médico. No entanto, a aplicação mais comum ocorre nas incidências CC, MLO e perfil.

Indicação

Avaliar a morfologia e a distribuição das calcificações e microcalcificações na mama.

Visualização na imagem

Área de interesse de estudo centralizada.

Posição do equipamento

É necessário realizar a troca dos dispositivos do mamógrafo, inserindo o receptor de imagem (plataforma de magnificação/ampliação) e o compressor de magnificação.

Posição da paciente

É necessária a visualização das incidências de rotina (CC e MLO), para que possa ser verificada a localização de estudo. O posicionamento seguirá conforme a solicitação médica.

Posição da mama

Após definida a incidência de estudo, a profissional pode realizar a medida com uma régua ou por meio de seus dedos, criando um encontro de 2 eixos de medidas: o eixo anteroposterior e o eixo de quadrantes medial e lateral (para CC) ou superoinferior (para MLO).

Imagem de referência:

- **1ª medida:** eixo anteroposterior. Partindo do mamilo como ponto de referência, em direção à região de estudo, buscar a distância entre eles.
- **2ª medida:** eixo pelos quadrantes. Partindo da lateralidade da mama (quadrante medial ou lateral da mama, ou quadrante superior ou inferior da mama) na direção central da mama até alcançar a região de estudo, buscar a distância entre elas.

A profissional deve transferir essas informações para a mama da paciente e, então, aplicar a compressão gradativamente.

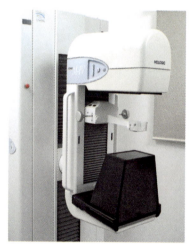

FOTO 13.6 – TROCA DE PLATAFORMA DE AMPLIAÇÃO NO MAMÓGRAFO.

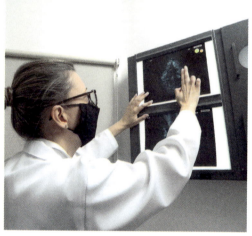

FOTO 13.7 – PARÂMETRO DE MEDIDA NAS IMAGENS DE ROTINA.

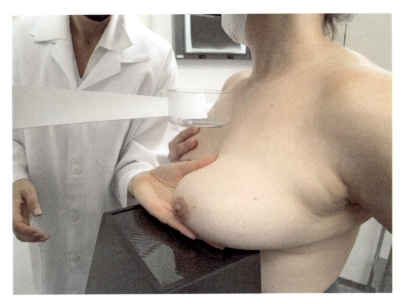

FOTO 13.8 – MEDIÇÃO DA ÁREA DE INTERESSE NA MAMA DA PACIENTE.

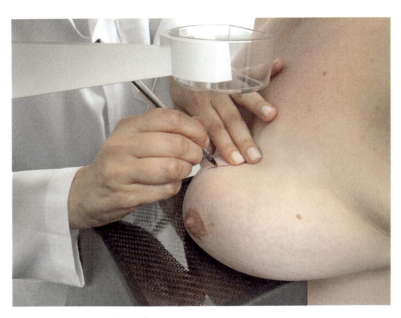

FOTO 13.9 – MARCAÇÃO DA ÁREA DE ESTUDO NA MAMA DA PACIENTE.

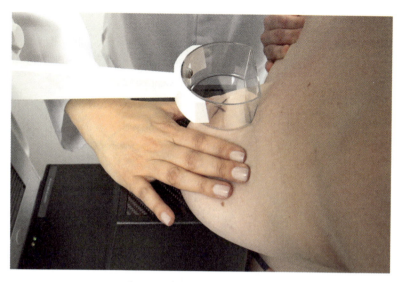

FOTO 13.10 – COMPRESSÃO MAMÁRIA.

DICAS

- ▶ Essa técnica deve ser aplicada na mesma incidência de medida. A mama deve estar posicionada da mesma forma que na imagem de referência.
- ▶ Referências de medidas: o mamilo e os quadrantes mamários.
- ▶ Podem ser utilizados marcadores na mama.
- ▶ Essa manobra pode ser aplicada simultaneamente à compressão focal.

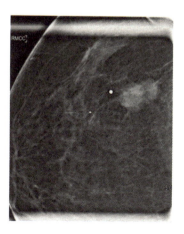

IMAGEM 13.2 – IMAGEM MAMOGRÁFICA NA INCIDÊNCIA CRANIOCAUDAL COM AMPLIAÇÃO OU MAGNIFICAÇÃO.

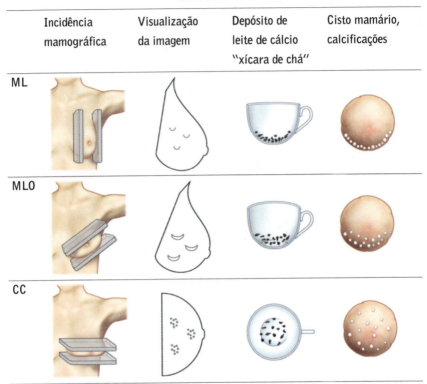

FIGURA 13.1 – DISTRIBUIÇÃO DAS CALCIFICAÇÕES "LEITE DE CÁLCIO" EM DIFERENTES INCIDÊNCIAS MAMOGRÁFICAS.
Fonte: Denison e Lester (2016).

CRITÉRIOS DE AVALIAÇÃO DE IMAGEM
- ▶ Área de interesse de estudo centralizada.
- ▶ Mamilo em perfil.
- ▶ Ausência de dobras e pregas.

Mama rolada (medial e lateral)

Essa manobra, conhecida como manobra rotacional, pode ser realizada nas incidências CC e perfil.

Indicação

▶ Estudar áreas densas.
▶ Dissociar estruturas sobrepostas.

Visualização na imagem

Área de interesse sem sobreposição de estruturas.

Posição do equipamento

▶ **CC:** mamógrafo em posição vertical a 0°, com o feixe de raios X perpendicular à mama.
▶ **Perfil:** mamógrafo angulado a 90°, com o feixe de raios X perpendicular à mama.

Posição da paciente

▶ Ortostática ou sentada. Reproduzir os posicionamentos de acordo com a solicitação da incidência (em craniocaudal ou perfil).
▶ Estudo na incidência craniocaudal:
   ■ rotação lateral (RL): rotação dos quadrantes superiores lateralmente.
   ■ rotação medial (RM): rotação dos quadrantes superiores medialmente.
▶ Estudo na incidência em perfil:
   ■ rotação superior (RS): rotação dos quadrantes mediais superiormente.
   ■ rotação inferior (RI): rotação dos quadrantes mediais inferiormente.

Posição da mama

Com a mão espalmada, a profissional deve tracionar e suspender o tecido mamário de interesse, posicionando a mão na superfície superior da mama.

▶ Estudo na incidência craniocaudal:
- rolamento lateral da mama: deve provocar uma rotação no tecido mamário, em que a superfície superior da mama deve ser rolada lateralmente.
- rolamento medial da mama: deve provocar uma rotação no tecido mamário, em que a superfície superior da mama deve ser rolada medialmente.

▶ Estudo na incidência em perfil:
- rolamento superior da mama: deve provocar uma rotação no tecido mamário, em que a superfície dos quadrantes mediais da mama deve ser rolada superiormente.
- rolamento inferior da mama: deve provocar uma rotação no tecido mamário, em que a superfície dos quadrantes mediais da mama deve ser rolada inferiormente.

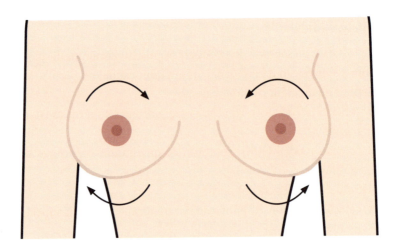

FIGURA 13.2 – REPRESENTAÇÃO DA MANOBRA ROTACIONAL, OU MAMA ROLADA.
Fonte: Lopes, Lederman e Dimenstein (2000).

MANOBRAS | 159

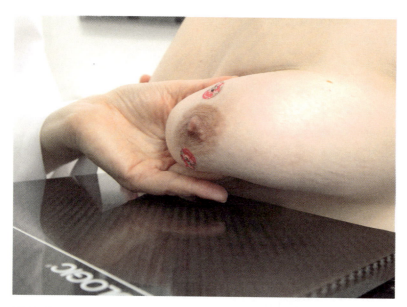

FOTO 13.11 – MARCADORES: SUPERIOR E INFERIOR NA MAMA DA PACIENTE.

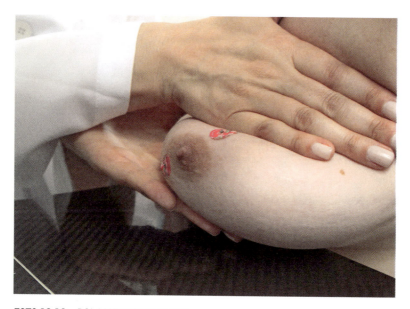

FOTO 13.12 – ROLAMENTO DA MAMA.

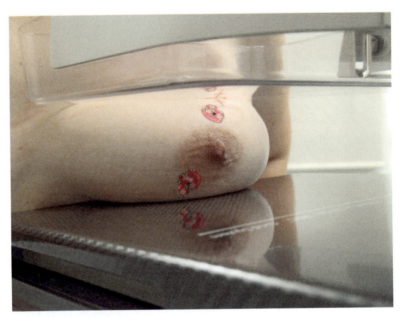

FOTO 13.13 – COMPRESSÃO MAMÁRIA.

DICAS
- Essa manobra pode substituir a compressão focal.
- O deslocamento dos quadrantes superior lateral ou medial na CC deve ser de aproximadamente 1 cm.
- O deslocamento dos quadrantes medial superior ou inferior em perfil deve ser de aproximadamente 1 cm.
- O mamilo é tomado como eixo de rotação, mantendo-o em perfil.
- A utilização do marcador metálico auxilia na localização da região de estudo.

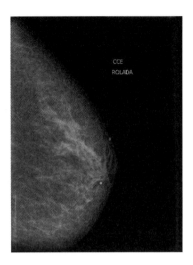

IMAGEM 13.3 – IMAGEM MAMOGRÁFICA NA INCIDÊNCIA CRANIOCAUDAL COM APLICAÇÃO DA MANOBRA MAMA ROLADA OU ROTACIONAL.

CRITÉRIOS DE AVALIAÇÃO DE IMAGEM
- Área de interesse de estudo centralizada.
- Deslocamento de quadrante aproximadamente em 1 cm.
- Mamilo em perfil.
- Ausência de dobras e pregas.

Tangencial

Essa manobra pode ser realizada em qualquer incidência mamográfica determinada pelo médico. No entanto, a aplicação é mais comum nas incidências CC, MLO e perfil.

Indicação

Diagnóstico diferencial entre lesões cutâneas (calcificações, cistos sebáceos, cicatrizes cirúrgicas).

Visualização na imagem

Área de interesse de estudo centralizada.

Posição do equipamento

Deve ser adotado o posicionamento conforme a incidência determinada pelo médico (a manobra tangencial é feita principalmente em CC, MLO e perfil). Podem ser utilizados compressor fenestrado alfanumérico e compressor focal.

Posição da paciente

Para a realização do exame se faz necessária a utilização de marcadores metálicos. O marcador cutâneo deve ser colocado na pele da paciente, sobre a área de interesse a ser avaliada.

Posição da mama

A profissional deve posicionar a mama da paciente de modo que o feixe de raios X tangencie a marcação, reproduzindo o posicionamento mais adequado (incidência em CC, MLO ou perfil).

E, então, deve aplicar a compressão gradativamente.

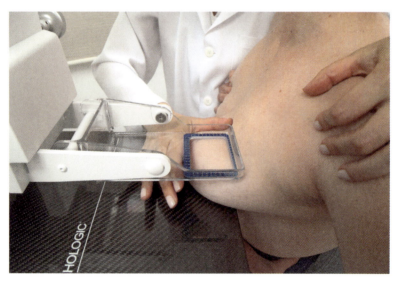

FOTO 13.14 – COMPRESSOR FENESTRADO ALFANUMÉRICO.

MANOBRAS | 163

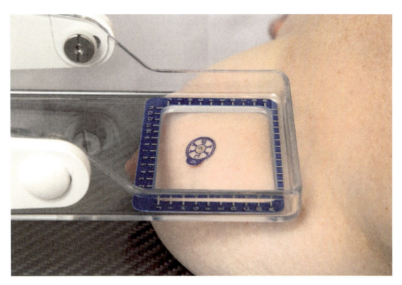

FOTO 13.15 – MARCADOR METÁLICO NA ÁREA DE INTERESSE.

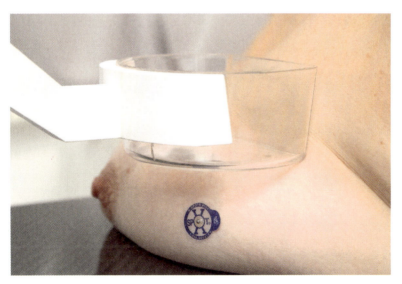

FOTO 13.16 – COMPRESSOR *SPOT* COM MARCADOR METÁLICO NA ÁREA DE INTERESSE DA MAMA.

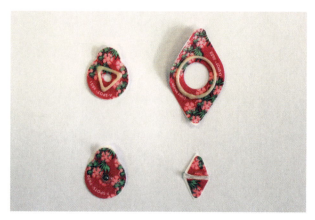

FOTO 13.17 – MODELOS DE MARCADORES METÁLICOS.

> **DICAS**
> ▶ Essa manobra pode ser aplicada simultaneamente à compressão focal.
> ▶ Referência de medidas: o mamilo e os quadrantes mamários.

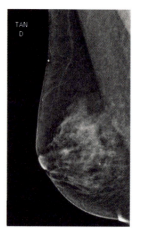

> **CRITÉRIOS DE AVALIAÇÃO DE IMAGEM**
> ▶ Área de interesse de estudo centralizada no compressor focal.
> ▶ Mamilo em perfil.
> ▶ Ausência de dobras e pregas.

IMAGEM 13.4 – IMAGEM MAMOGRÁFICA NA INCIDÊNCIA MEDIOLATERAL OBLÍQUA COM APLICAÇÃO DA MANOBRA TANGENCIAL.

Eklund, ou EKL

Indicação

Avaliar implantes mamários.

Visualização na imagem

Tecido mamário sem sobreposição de implantes mamários.

Posição do equipamento

Essa manobra é feita após a realização das incidências de rotina CC e MLO com o implante mamário. A manobra de Eklund tem o objetivo de dissociar a prótese mamária do tecido mamário. Isso quer dizer que, no exame, temos no mínimo oito captações de imagens (quatro em CC e MLO com a presença do implante, e quatro em CC e MLO sem o implante aparecendo).

Posição da paciente

Reproduzir os posicionamentos de acordo com a solicitação da incidência em CC e MLO. A profissional deve atentar para a compressão no tecido mamário.

Posição da mama

A profissional se posiciona ao lado medial em relação à paciente. Com uma mão, deve apoiar o dorso da paciente, para que ela não se desloque posteriormente. Com a outra mão, espalmada, deve suspender e tracionar o tecido mamário de interesse sobre o receptor de imagem e, com as pontas dos dedos, dissociar o implante mamário posteriormente contra a parede torácica, de modo que fique presente no receptor de imagem somente o tecido mamário.

A profissional deve, então, aplicar a compressão gradativamente.

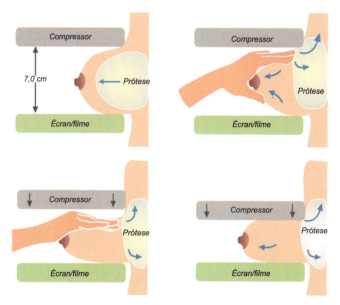

FIGURA 13.3 – MANOBRA DE EKLUND NA INCIDÊNCIA CC. ACIMA, À ESQUERDA: MAMA POSICIONADA NO RECEPTOR DE IMAGEM. ACIMA, À DIREITA, E ABAIXO, À ESQUERDA: AS PONTAS DO DEDO DA PROFISSIONAL TRACIONAM O IMPLANTE MAMÁRIO POSTERIORMENTE, CONTRA A PAREDE TORÁCICA. ABAIXO, À DIREITA: APLICAÇÃO DA COMPRESSÃO NA MAMA SEM A PRESENÇA DO IMPLANTE MAMÁRIO.
Fonte: INCA (2019).

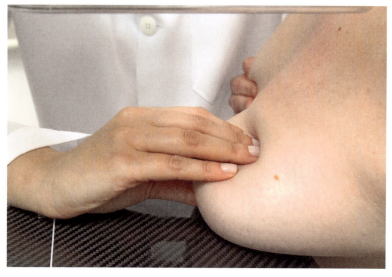

FOTO 13.18 – MANOBRA DE EKLUND NA INCIDÊNCIA CRANIOCAUDAL.

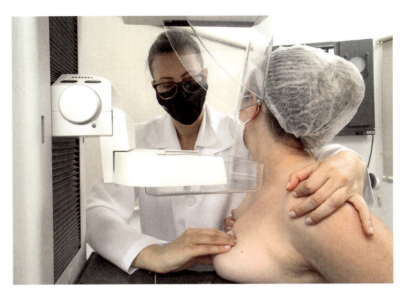

FOTO 13.19 – TRACIONAMENTO DO IMPLANTE MAMÁRIO POSTERIORMENTE CONTRA A PAREDE TORÁCICA.

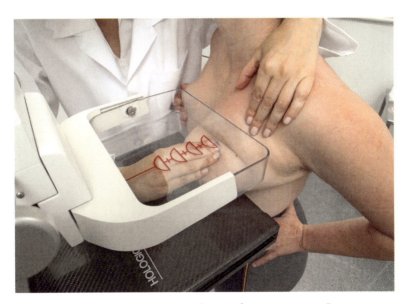

FOTO 13.20 – INICIANDO A COMPRESSÃO MAMÁRIA, COM ATENÇÃO AO IMPLANTE MAMÁRIO.

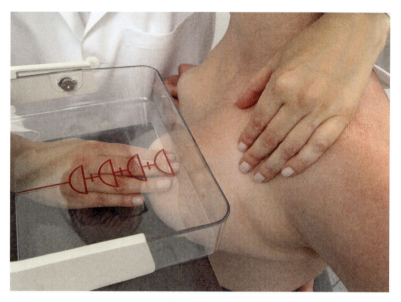

FOTO 13.21 – COMPRESSÃO MAMÁRIA SEM A PRESENÇA DO IMPLANTE MAMÁRIO.

DICAS

▶ Tanto o modo de exposição automático como o manual podem ser utilizados, dependendo do volume do tecido mamário.

▶ Sugerimos a utilização da exposição manual para a realização dos exames em CC e MLO com o implante mamário, pois, em razão da alta densidade do silicone, podem ocorrer superexposição e baixo contraste do tecido mamário quando aplicada a exposição automática.

▶ Ao aplicar a compressão gradativamente, a profissional deve manter a mama espalmada para a prótese não retornar à sua posição.

▶ Não realizar a manobra de Eklund caso a paciente apresente restrição de mobilidade de implante, contratura capsular, implantes volumosos e pouco tecido mamário.

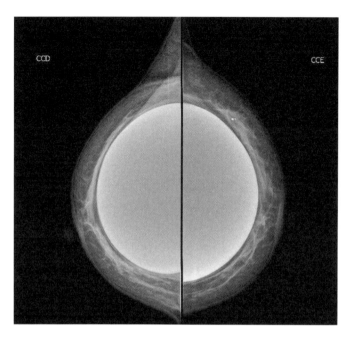

IMAGEM 13.5 – IMAGEM MAMOGRÁFICA NA INCIDÊNCIA CRANIOCAUDAL COM IMPLANTE MAMÁRIO (MAMAS DIREITA E ESQUERDA).

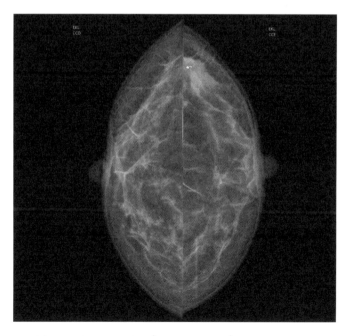

IMAGEM 13.6 – IMAGEM MAMOGRÁFICA NA INCIDÊNCIA CRANIOCAUDAL (MAMAS DIREITA E ESQUERDA) COM APLICAÇÃO DA MANOBRA DE EKLUND.

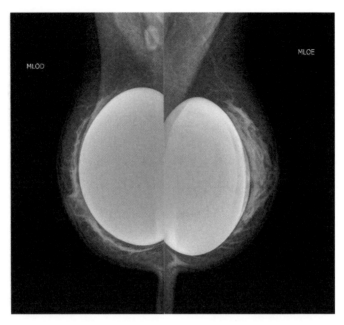

IMAGEM 13.7 – IMAGEM MAMOGRÁFICA NA INCIDÊNCIA MEDIOLATERAL OBLÍQUA COM IMPLANTE MAMÁRIO (MAMAS DIREITA E ESQUERDA).

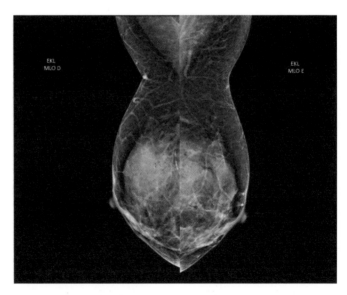

IMAGEM 13.8 – IMAGEM MAMOGRÁFICA NA INCIDÊNCIA MEDIOLATERAL OBLÍQUA (MAMAS DIREITA E ESQUERDA) COM APLICAÇÃO DA MANOBRA DE EKLUND.

Imagens especiais

Na realização do exame de mamografia, em alguns momentos, atendemos mulheres em condições que requerem uma atenção especial. Temos, por exemplo:

▶ pacientes mulheres mastectomizadas;
▶ pacientes mastectomizadas com reconstrução mamária;
▶ pacientes que passaram por cirurgia conservadora e submetidas a radioterapia;
▶ pacientes cujas mamas apresentam queimaduras;
▶ pacientes portadoras de marca-passo;
▶ pacientes que estejam em tratamentos que exigem o uso de cateteres para a administração de medicamentos.

São imagens tidas como especiais, muitas vezes feitas em um momento de fragilidade emocional e desconforto físico da paciente.

Em situações dessa natureza, a profissional precisa redobrar a sensibilidade no atendimento. É preciso conversar com a paciente para tranquilizá-la e explicar que necessita da colaboração dela. Explicar que a compressão mamária é necessária para o melhor resultado no exame; orientar para que se mantenha imóvel durante o deslocamento da pá de compressão, pois, caso se movimente, poderá ser necessária a repetição do exame. É preciso demonstrar à paciente que entende seus medos e receios quanto ao protocolo do exame e ao resultado do exame, mas também deixar a paciente ciente da importância da realização do exame com qualidade.

A profissional não deve se esquecer de anotar todas as informações necessárias na ficha de avaliação da paciente. Por exemplo, paciente portadora de port-a-cath®, como mostram as imagens.

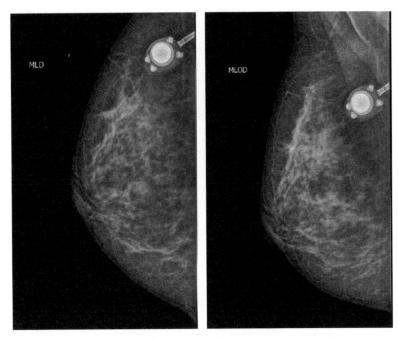

IMAGENS 13.9 E 13.10 – INCIDÊNCIAS ML D (À ESQUERDA) E MLO D (À DIREITA) EM PACIENTE COM PORT-A-CATH® (DISPOSITIVO DE INFUSÃO MEDICAMENTOSA) TOTALMENTE IMPLANTADO PROJETANDO-SE NA REGIÃO AXILAR.

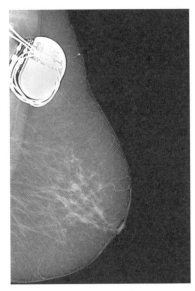

IMAGEM 13.11 – INCIDÊNCIA MLOE EM PACIENTE COM MARCA-PASSO.

MANOBRAS

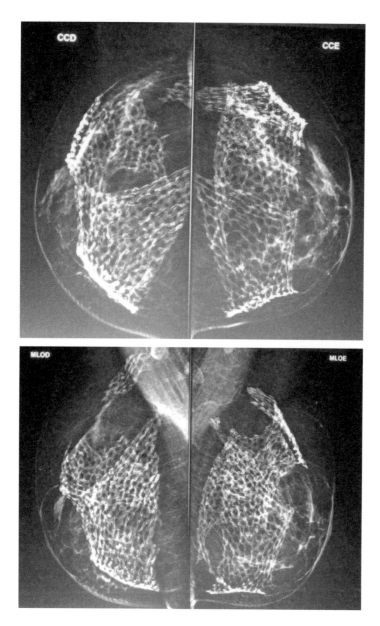

IMAGENS 13.12 E 13.13 – MAMAS COM TIRAS DE SILICONE QUE FORAM UTILIZADAS NO PASSADO EM CIRURGIAS ESTÉTICAS E CAÍRAM EM DESUSO. A HIPERDENSIDADE NAS IMAGENS PODE SER VISTA ENTREMEADA NO TECIDO MAMÁRIO. NA REALIZAÇÃO DE MAMOGRAFIAS, AINDA PODEMOS ENCONTRAR ESSAS TIRAS EM PACIENTES MAIS IDOSAS QUE FORAM SUBMETIDAS AO PROCEDIMENTO MUITOS ANOS ATRÁS. IMAGENS DE CIMA, INCIDÊNCIA CC; IMAGENS DE BAIXO, INCIDÊNCIA MLO.

Tomossíntese mamária

14

Daniela Rodrigues
Luciana Aparecida Bellatto Patrocinio

Sabemos que a mamografia gera uma imagem 2D (bidimensional), e essa característica torna possível a ocorrência de sobreposição de tecido mamário, o que pode "mascarar" pequenas lesões.

A tomossíntese mamária digital (TM ou DBT, de *digital breast tomosynthesis*) é uma modalidade complementar à mamografia que permite uma visualização 3D (tridimensional), reduzindo ou eliminando a sobreposição de estruturas anatômicas dos tecidos mamários. Assim, possibilita maior precisão nos exames diagnósticos e de rastreamento, pois contribui para a melhor diferenciação dos achados mamográficos. Além disso, reduz a ocorrência de incidências adicionais, possíveis reconvocações de exames e biópsias desnecessárias.

O uso dessa nova tecnologia foi aprovado em 2011 pelo FDA, em razão de sua maior capacidade de detectar lesões mamárias.

Na apresentação, o equipamento de TM é muito semelhante ao mamógrafo, em relação à posição do tubo de raios X, pedais e pá de compressão.

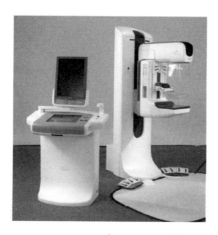

FOTO 14.1 – EQUIPAMENTO DE TOMOSSÍNTESE MAMÁRIA.

Formação da imagem e outras características da TM

A formação da imagem pela tomossíntese segue o princípio aplicado na tomografia computadorizada. A fonte de raios X gira em um plano ao redor da mama comprimida, com baixa dose de radiação, permitindo a aquisição de diversas imagens a partir de diferentes ângulos. As várias projeções de raios X são reconstruídas em *software* específico mostrando cortes entre 0,5 mm e 1,0 mm de espessura, dependendo do fabricante. As imagens, após processadas e reconstruídas em uma imagem 3D da mama em cortes finos de alta resolução, são enviadas a monitores também de alta resolução.

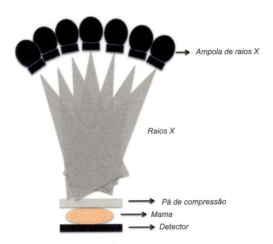

FIGURA 14.1 –. A FONTE DE RAIOS X SE MOVE EM FORMATO DE ARCO SOBRE O TECIDO MAMÁRIO COMPRIMIDO, ADQUIRINDO MÚLTIPLAS IMAGENS QUE DEPOIS RECONSTROEM VISUALMENTE A MAMA EM 3D.
Fonte: Vilaverde *et al.* (2016).

Assim, as principais **indicações** do exame se referem a:
- rastreamento de mulheres com mamas densas;
- mamografias com achados duvidosos.

A TM **não é recomendada** em caso de suspeita de gravidez e para gestantes.

Entre as **vantagens**, como dissemos, estão:

▶ não sobreposição dos tecidos na mama;
▶ aumento de sensibilidade e de especificidade em comparação com outros métodos;
▶ redução na taxa de reconvocação de pacientes para incidências adicionais;
▶ maior acuracidade na detecção de pequenas lesões;
▶ menor risco de falso-positivo e de falso-negativo;
▶ detecção de tumores menores.

As **limitações** se referem à baixa disponibilidade de equipamentos, em razão de seu alto custo e do armazenamento dos dados (pelo fato de serem geradas múltiplas imagens, é necessário um espaço maior para armazená-las). Além disso, são necessários já citados monitores de alta resolução.

Parâmetros técnicos

Embora o princípio de formação de imagem da TM seja o mesmo para todos os equipamentos, encontramos variedades na escolha de tecnologias entre os fabricantes. Alguns parâmetros técnicos, como ângulo de varredura, tempo de aquisição, métodos de aquisição e detector de imagens, podem ser diferentes conforme o produtor do equipamento.

Ângulo de varredura

Dependendo do fabricante, o intervalo angular varia entre 15° (-7,5° a +7,5°) e 50° (de -25° a +25°), com variações permitindo projeções com baixa dose de radiação.

A determinação correta do ângulo de varredura é fundamental para a aquisição das imagens, pois:

▶ um ângulo maior reduz a quantidade de tecido mamário sobreposto que pode estar presente nas imagens, pois aumenta a resolução de profundidade e o número de fatias de imagens. No entanto, dificulta a visualização de aglomerado de microcalcificações, por aparecerem em fatias diferentes em sua distribuição.

▶ um ângulo menor permite melhor visualização das calcificações, mas existe a possibilidade de perder foco rapidamente, pois a profundidade do campo diminui com o aumento do ângulo de varredura, gerando sobreposição de tecidos e comprometendo a visualização da imagem. Tem a vantagem de permitir uma varredura mais rápida e uma dose de radiação relativamente mais baixa.

A seleção do ângulo de varredura é realizada pela profissional das técnicas radiológicas quando, no equipamento, existe a opção de ângulos diferentes. Essa seleção, quando possível, é relacionável também com exames de rastreamento ou achados mamográficos de exames anteriores.

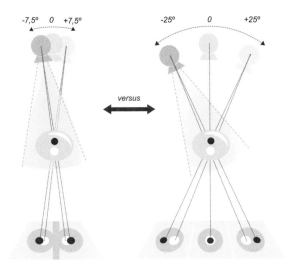

FIGURA 14.2 – NA ANGULAÇÃO MENOR, A IMAGEM É ADQUIRIDA EM MENOR TEMPO E COM DOSE DE RAIOS X RELATIVAMENTE BAIXA. A ANGULAÇÃO MAIOR PERMITE MAIOR DETALHAMENTO EM RELAÇÃO À PROFUNDIDADE DA MAMA, AUMENTANDO A RESOLUÇÃO DA IMAGEM.
Fonte: Siemens Healthineers.

Tempo de aquisição

O tempo de aquisição de imagens fica entre 4 e 25 segundos. Essa variação ocorre conforme as especificações dos fabricantes, pois fatores como ângulo de imagem, número de imagens de projeção, tipo do movimento do tubo e tipos de detectores afetam o tempo necessário para adquirir as imagens de projeção. Cabe ressaltar que, quanto menor o tempo, menor a probabilidade de movimento respiratório da paciente durante a obtenção de imagens, o que evita possíveis artefatos nas imagens.

Métodos de aquisição

Esse parâmetro é caracterizado pelo movimento da fonte de raios X. Basicamente, encontramos duas tecnologias conforme o fabricante:
▶ **movimento contínuo na fonte de raios X:** não ocorre interrupção de radiação na sequência de imagens;
▶ **movimento com paradas de exposição** (*step and shoot*): a fonte de raios X para totalmente a cada exposição.

Detector de imagens

Os detectores contribuem para a redução da dose de radiação na paciente. Atualmente, os fabricantes utilizam selênio amorfo (a-Se), silício amorfo (a-Si), iodeto de césio (CsI) em silício amorfo.

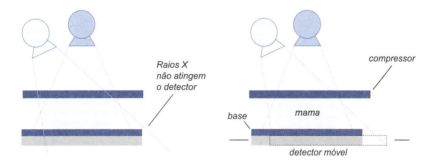

FIGURA 14.3 – NO DETECTOR DE IMAGEM FIXO (À ESQUERDA), O FEIXE DE RAIOS X INTERAGE COM DISPOSITIVO SEM MOVIMENTO MECÂNICO. OCORRE SOMENTE O MOVIMENTO DA AMPOLA DE RAIOS X. NO DETECTOR MÓVEL (À DIREITA), OCORRE O MOVIMENTO SIMULTÂNEO DA AMPOLA DE RAIOS X E DO DETECTOR. COM ESSA SIMULTANEIDADE, O CAMPO DE VISÃO SE TORNA MAIS AMPLO, ABRANGENDO MELHOR OS TECIDOS MAMÁRIOS.
Fonte: Siemens Healthineers.

O exame

Quando observamos a imagem da tomossíntese, a cada imagem é atribuído um número na pilha de imagens. Os números mais baixos correspondem aos planos inferiores próximos ao detector na incidência CC e laterais próximos ao detector na incidência MLO.

As imagens da TM podem ser combinadas: o 3D (planos x, y e z) + a imagem sintetizada, que consiste em reconstrução de uma imagem bidimensional a partir da imagem 3D, realizando-se, as incidências padrão (CC e MLO).

A imagem mamográfica sintetizada é usada para comparação com exames de rastreamento anteriores. Ela também fornece uma imagem da mama como um todo, funcionando como um guia em relação à imagem da tomossíntese. Algoritmos próprios são utilizados para criar a imagem sintetizada, possibilitando demonstrar detalhes específicos dos achados da imagem. A imagem fica muito próxima à da mamografia analógica e à da mamografia digital 2D, com o detalhe de que a paciente não será submetida a nova exposição.

Os avanços tecnológicos da TM não excluem o planejamento técnico na execução do exame, como os cuidados em relação ao posicionamento, à compressão adequada para imobilização da mama, à redução de espessura e, consequentemente, à redução da dose de radiação.

O exame exige curva de aprendizado do médico e da profissional das técnicas radiológicas. O tempo para laudo é muito maior em razão do grande número de imagens reconstruídas.

A profissional das técnicas radiológicas deve estar muito atenta ao realizar os posicionamentos e obedecer aos critérios de avaliação da imagem. É importante orientar a paciente em relação ao movimento do tubo de raios X, para que ela não se assuste quando o exame se iniciar. Também devem ser realizadas as instruções de respiração, pois podem provocar artefatos na imagem. Em relação a artefatos, é importante observar borramento, principalmente. Uma imagem que não é laudável deve ser refeita, o que acaba submetendo a paciente a uma nova exposição.

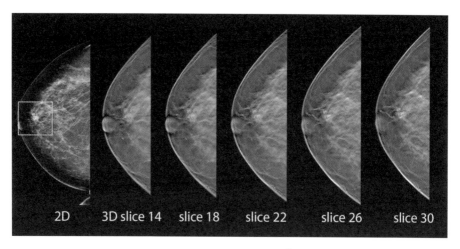

IMAGEM 14.1 – COMPARATIVO ENTRE IMAGEM DE MAMÓGRAFO DIGITAL (2D) E IMAGENS (FATIAS) DA TM.

Procedimentos invasivos 15

Daniela Rodrigues
Luciana Aparecida Bellatto Patrocinio

A principal finalidade da mamografia é a detecção precoce do câncer de mama. Assim, quando o exame detecta achados suspeitos, estes devem ser investigados.

O diagnóstico histológico de lesões mamárias não palpáveis por meio não só da mamografia como também da USG e da ressonância magnética envolve diferentes procedimentos invasivos. Esses procedimentos colaboram para o esclarecimento diagnóstico com menor custo e menor tempo de recuperação, pois são efetuados em nível ambulatorial. Eles também facilitam o planejamento do tratamento.

A aplicação de um ou outro leva em conta as características do achado radiológico, a visualização em relação ao método de investigação, a posição da lesão e a classificação no BI-RADS®. O método mais apropriado é definido entre o médico responsável, a paciente e o médico radiologista. Todos devem ter ciência das indicações e das limitações dos procedimentos.

Quando a paciente recebe a notícia do médico de que seu exame está alterado e que é preciso investigar determinada lesão, é explicado que será retirada uma amostra tecidual da sua mama e que essa amostra será analisada (ou seja, passará por biópsia). A paciente geralmente fica em choque; um turbilhão de emoções a acomete diante de um possível resultado positivo que poderá mudar a sua vida/rotina, assim como a de sua família, durante um tempo considerável. Deve ser reforçado à paciente que, quanto mais precocemente diagnosticado o câncer de mama, maiores as chances de cura. Além disso, cerca de 75% das biópsias efetuadas na categoria 4 do BI-RADS® são negativas para o câncer. Ou seja, é preciso ter calma.

Em caso de diagnóstico positivo da biópsia, a paciente será encaminhada para tratamento. Existem vários disponíveis, e será aplicado o mais adequado à paciente: quadrantectomia (retirada de um quarto da mama), mastectomia (retirada completa da mama), radioterapia, quimioterapia, hormonioterapia, imunoterapia. Todos esses tratamentos podem ser combinados ou não, dependendo do subtipo do câncer de mama, do estadiamento do tumor e das condições clínicas da paciente.

Os profissionais envolvidos nos procedimentos invasivos na sala de exame são médico, profissional das técnicas radiológicas e profissional de enfermagem.

Nesse contexto, ressaltamos o papel da profissional das técnicas radiológicas, que deve aliar capacitação técnica e empatia. É um momento decisivo para a paciente, e ela precisa ser tratada de forma única. O comportamento da mulher em uma situação como essa pode variar amplamente: demonstrar insegurança, ficar vulnerável, estar chorosa, apresentar lipotimias (desmaios) e reações vasovagais (perdas momentâneas de consciência em razão da ansiedade), rezar, contar piadas e até pedir para a profissional segurar a mão dela durante o procedimento. Seja qual for a expressão do sentimento, este deve ser acolhido e nunca julgado.

Punção aspirativa por agulha fina (PAAF)

Em relação a lesões nodulares, a PAAF pode ser realizada à mão livre ou orientada pela ultrassonografia. Com o auxílio de uma seringa e uma agulha, são aspiradas células da lesão. Estas são submetidas a exame citológico. Desenvolvida em 1970 na Suécia, ainda hoje é usada quando não há disponibilidade de biópsia por agulha grossa em determinadas lesões.

Os cistos são alterações benignas encontradas frequentemente nas mamas e podem aumentar, diminuir e até desaparecer ao longo da vida. Alguns crescem bastante e se tornam dolorosos, necessitando de punção esvaziadora. Geralmente, os cistos são bem definidos ecograficamente (ou seja, pela USG), porém em caso de dúvida entre lesão cística ou lesão sólida, solicita-se a PAAF. Após a coleta do material, este é encaminhado ao citologista.

Indicações da PAAF:

▶ cistos sintomáticos (dor);
▶ cistos com características pouco usuais;
▶ diferenciar lesão cística de lesão sólida.

Limitações da PAAF:

▶ alto índice de material não significativo (material escasso ou artefatos), o que pode resultar em alta taxa de resultados falso-negativos;
▶ lesões representadas apenas por microcalcificações não devem ser investigadas por esse método, pois a representatividade citológica das lesões calcificadas é muito baixa;
▶ não diferencia tumores invasivos e não invasivos nem determina a presença ou a ausência de receptores hormonais.[1]

Biópsia percutânea

O procedimento foi desenvolvido em 1988, nos Estados Unidos. O objetivo era reduzir o número de biópsias cirúrgicas de lesões não palpáveis para fins diagnósticos.

Realizada por uma agulha grossa específica que percorre desde a pele até a lesão, pode ser realizada à mão livre ou guiada por USG, estereotaxia ou ressonância magnética. As biópsias percutâneas se dividem entre as realizadas com agulha grossa (ou *core biopsy*) e as vácuo-assistidas (ou mamotomias).

---

[1] As células são analisadas para verificar se têm receptores dos hormônios estrogênio ou progesterona. Quando os hormônios se ligam a esses receptores, "alimentam" a expansão do tumor. Os cânceres são denominados receptores hormonais positivos ou negativos considerando a presença (ou não) daqueles receptores (ONCOGUIA, 2017).

Biópsia percutânea com agulha grossa, ou *core biopsy*

A biopsia mamária com agulha grossa (de 12 G ou 14 G)[2] coleta fragmentos da lesão suspeita com uma pistola automática que possui uma agulha de ponta cortante. É um procedimento considerado minimamente invasivo e que dispensa internação hospitalar. Caso a lesão investigada seja calcificada, após a coleta dos fragmentos, estes precisam ser radiografados para constatar a representatividade da amostra. Habitualmente, o médico separa os fragmentos que apresentem ou não calcificações em dois frascos contendo formaldeído, o que posteriormente auxilia o médico patologista na análise e na interpretação histológica deles.

Indicações da *core biopsy*:
▶ lesões nas categorias 4 e 5 do BI-RADS®.

Limitações da *core biopsy*:
▶ dificuldade de atingir a lesão;
▶ tumores necróticos;
▶ lesões muito superficiais e próximas à pele;
▶ pacientes em uso de anticoagulantes.

Biópsia vácuo-assistida, ou mamotomia

A biópsia vácuo-assistida foi desenvolvida em 1994 em razão das limitações apresentadas na biópsia percutânea com agulha grossa. Esse desenvolvimento consistiu em um dispositivo conhecido como *mammotome* – um equipamento com sistema a vácuo para realização das biópsias.

A mamotomia pode ser orientada por estereotaxia, ultrassonografia ou ressonância magnética. No procedimento, a cânula é inserida apenas uma única vez na mama da paciente e permanece até o final do procedimento. O corte do tecido acontece por meio de lâmina giratória, junto com o sistema de vácuo contínuo. O sistema realiza

---

[2] G é o símbolo de gauge, referente ao calibre da agulha.

os cortes em sentido horário ou anti-horário, retirando múltiplos fragmentos.

A quantidade de tecido retirado na biópsia vácuo-assistida é muito maior do que na biópsia com agulha grossa, propiciando diagnósticos mais precisos. É o método de eleição para investigação de calcificações suspeitas. Após o procedimento, os fragmentos são radiografados, e o médico separa os fragmentos com e sem calcificação em frascos diferentes, para posterior análise e interpretação histológica.

Indicações da mamotomia:
- lesões suspeitas e altamente suspeitas (BI-RADS® 4 e 5);
- lesões com menos de 0,5 cm de diâmetro;
- microcalcificações suspeitas;
- distorções e assimetrias não vistas na ultrassonografia (realizar guiada por estereotaxia).

Limitações da mamotomia:
- custo alto do equipamento;
- necessidade de maior treinamento da equipe;
- lesões muito posteriores;
- cifose torácica exagerada;
- escoliose;
- deformidade do esterno (*pectus excavatum*);
- implantes de silicone em mesa dedicada, em razão da dificuldade para afastar o implante;
- uso de anticoagulantes.

Estereotaxia

É um dos métodos pelos quais se pode guiar uma biópsia. A partir da triangulação entre duas variáveis (x e y), o equipamento calcula a profundidade da lesão (z). Atualmente no mercado dispomos de dois tipos de equipamentos de estereotaxia: mesa com dispositivo acoplável (paciente sentada ou deitada de lado – tecnologia *add-on*) e mesa dedicada (paciente em decúbito ventral).

Na estereotaxia com dispositivo acoplável existe a possibilidade de a paciente se movimentar durante o procedimento, na medida em que consegue observar grande parte do exame sendo executada. A ansiedade pode acarretar desmaios.

Em relação à mesa dedicada, esta oferece grande vantagem, pois reações como perda transitória de consciência quase não ocorrem e a paciente praticamente não se movimenta. Ressalte-se que a movimentação da paciente pode levar a erros no cálculo da profundidade ou deslocamento da lesão em relação à radiografia de localização, fazendo com que o médico precise reiniciar o processo de localização da imagem. As mesas dedicadas são muito caras, e existe uma limitação para peso corpóreo das pacientes.

Limitações da estereotaxia:
▶ lesões próximas à região axilar ou ao músculo peitoral maior (principalmente na mesa dedicada);
▶ paciente com cifose ou escoliose torácica exagerada;
▶ lesões superficiais e próximas à pele;
▶ movimentação da paciente;
▶ mamas muito delgadas na compressão;
▶ uso de anticoagulantes.

Marcação pré-cirúrgica (agulhamento)

A marcação pré-operatória representa a localização por meio de uma imagem de uma lesão não palpável e que requer excisão. Pode ser realizada por mamografia, ultrassonografia e ressonância magnética.

A marcação pode ser feita por posicionamento de fio metálico, injeção de carvão vegetal a 4% ou injeção de radiofármaco (ROLL, de *radioguided occult lesion localization*). Nesse caso, o tecnécio-99m combinado com dextrana ou fitato.

Na lesão visualizada na mamografia, o planejamento do agulhamento é realizado em duas incidências ortogonais: craniocaudal e perfil 90° (mediolateral ou lateromedial). Pode ser feito no método biplanar ou no estereotáxico.

O método biplanar consiste em utilizar dois planos ortogonais entre si para localizar uma lesão tridimensionalmente no espaço. Assim, a projeção da lesão nos planos CC e perfil fornece uma noção de sua localização.

A estereotaxia consiste na triangulação em que, conhecendo um determinado ângulo e as coordenadas x e y, consegue-se calcular a profundidade (z) por meio da semelhança de triângulos.

Na realização por meio da USG, é determinado o menor trajeto entre a pele e a lesão e realizada a marcação. É um método bastante confortável para as pacientes, além de permitir a visão da lesão em tempo real.

Na marcação a partir de visualização pela ressonância magnética, é preciso atentar para agulhas sem propriedades ferromagnéticas e uso da injeção de meio de contraste paramagnético. Existe uma bobina dedicada para procedimentos mamários em RNM.

Indicações do agulhamento:
▶ lesões com menos de 0,5 cm de diâmetro para as quais a biópsia vácuo-assistida não está disponível;
▶ indisponibilidade da *core biopsy* e da mamotomia;
▶ lesões com microcalcificações pouco numerosas;
▶ orientação para excisão cirúrgica;
▶ pacientes que receberam o clipe de marcação tumoral e foram submetidas a quimioterapia com redução do tumor. O clipe será agulhado e realizada a remoção da área do entorno.

Efeitos colaterais do agulhamento:
▶ dor;
▶ reações como desmaio ou perda transitória de consciência;
▶ sangramento pode ocorrer, mas em pequena quantidade.

Cuidados com a peça cirúrgica

Durante o ato cirúrgico em que é realizada a retirada da lesão (que foi previamente marcada por meio do agulhamento), o médico a encaminha para o setor de mamografia ou para unidade de raios X concebida para radiografia de peças. O objetivo desse procedimento é visualizar se a lesão foi retirada com sucesso ou se é necessário ampliar a margem cirúrgica.

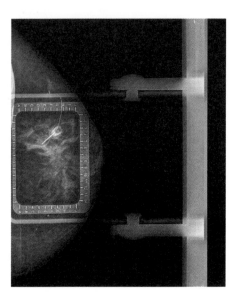

IMAGEM 15.1 – MARCAÇÃO CIRÚRGICA.

Além disso, a imagem da peça cirúrgica é feita para finalidade documental; para haver a confirmação de que a massa e as calcificações foram totalmente retiradas. Geralmente essa imagem recebe laudo e é arquivada no prontuário da paciente.

A **mamografia** é obrigatória em lesões com calcificações. Devem ser feitas a compressão e a ampliação da peça cirúrgica, adequadamente envolvida por plástico transparente. Também é possível comparar a distância da lesão às margens, permitindo ao cirurgião avaliar se haverá necessidade de ampliação da cirurgia.

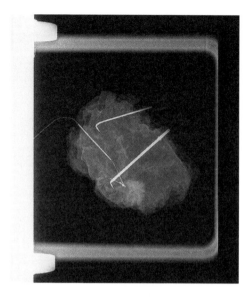

IMAGEM 15.2 – PEÇA CIRÚRGICA VISUALIZADA NA MAMOGRAFIA.

A **ultrassonografia** é bastante utilizada. Muitos centros cirúrgicos dispõem de equipamento de USG em sala, para investigar a presença da lesão na peça cirúrgica.

Anexos

Anexo I da Instrução Normativa nº 54

Testes de aceitação e de controle de qualidade para serviços de mamografia

C: *Mamografia convencional.*
CR: *Mamografia CR (computadorizada).*
DR: *Mamografia DR (digital).*
G: *Geral.*

Na 15ª linha, para fins de avaliação da força de compressão, deve ser considerado 9,8 N = 1 kgf.

Observação: os testes de qualidade dos receptores de imagem devem ser realizados para todos os dispositivos disponíveis.

Modalidade	Testes	Periodicidade	Tolerância	Nível de restrição
C.	Sensitometria da processadora.	Teste de aceitação, diário ou após reparos.	Base + véu £ 0,25 DO Desvio do valor de referência para cada passo de densidade £ 0,1 DO Gradiente total > 2,8 DO.	-

Modalidade	Testes	Periodicidade	Tolerância	Nível de restrição
C.	Temperatura do sistema de processamento.	Teste de aceitação, diário ou após reparos.	Conforme recomendação do fabricante.	-
G.	Qualidade da imagem.	Teste de aceitação, mensal ou após reparos.	Fibra £ 0,75 mm. Microcalcificação £ 0,32 mm. Massa £ 0,75 mm. Avaliados com ferramenta de teste específica para mamografia.	Não cumprir os requisitos.
C/CR.	Integridade dos chassis e cassetes.	Teste de aceitação e semestral.	Chassis e cassetes íntegros.	-
G.	Valor representativo de dose glandular média.	Teste de aceitação, anual ou após reparos.	Anexo II desta Instrução Normativa.	-
G.	Exatidão do indicador da tensão do tubo.	Teste de aceitação, anual ou após reparos.	£ 2 kV.	> 4 kV.
G.	Reprodutibilidade da tensão do tubo.	Teste de aceitação, anual ou após reparos.	£ 1 kV.	> 2 kV.
G.	Tempo de exposição.	Teste de aceitação, anual ou após reparos.	£ 1,5 s para um simulador de 4,5 cm de PMMA.	> 2 s.

Modalidade	Testes	Periodicidade	Tolerância	Nível de restrição
G.	Reprodutibilidade do controle automático de exposição (CAE).	Teste de aceitação, anual ou após reparos.	£ 10%.	> 15%.
G.	Compensação do CAE para diferentes espessuras.	Teste de aceitação, anual ou após reparos.	£ 15%.	> 20%.
G.	Rendimento do tubo.	Teste de aceitação, anual ou após reparos.	³100 mGy/mAs a 50 cm, medido a 28 kV com combinação Mo/Mo.	-
G.	Camada semirredutora (CSR).	Teste de aceitação, anual ou após reparos.	(kVp/100) + 0,03 £ CSR (mmAl) £ (kVp/100) + c onde c é igual a: 0,12 para Mo/Mo; 0,19 para Mo/Rh; 0,22 para Rh/Rh; 0,30 para W/Rh; 0,32 para W/Ag; 0,25 para W/Al.	CSR (mmAl) £ (kVp/100)
G.	Resolução espacial.	Teste de aceitação, anual ou após reparos.	³12 pl/mm.	< 10 pl/mm.
G.	Exatidão do sistema de colimação.	Teste de aceitação, anual ou após reparos.	£ 5 mm.	> 10 mm.

Modalidade	Testes	Periodicidade	Tolerância	Nível de restrição
G.	Sistema de compressão automático.	Teste de aceitação, anual ou após reparos.	110 N* £ Força de compressão £ 180 N.	> 300 N ou < 90 N.
G.	Alinhamento da bandeja de compressão.	Teste de aceitação, anual ou após reparos.	£ 5 mm.	> 10 mm.
G.	Indicação da espessura da mama comprimida.	Teste de aceitação, anual ou após reparos.	£ 5 mm.	> 10 mm.
C.	Contato tela-filme.	Teste de aceitação, anual ou após reparos.	Sem perda de uniformidade.	-
G.	Artefatos na imagem.	Teste de aceitação, anual ou após reparos.	Imagens sem artefatos.	-
C.	Vedação da câmara escura.	Teste de aceitação, anual ou após reparos.	Sem entrada de luz externa.	Velando filme.
CR/DR.	Uniformidade da imagem.	Teste de aceitação, anual ou após reparos.	Desvio máximo do valor médio do pixel £ 15%.	> 25%.
CR.	Diferença de sensibilidade entre as placas de fósforo.	Teste de aceitação, anual ou após reparos.	£ 10%.	> 15%.
CR/DR.	Razão contraste/ ruído (CNR).	Teste de aceitação, anual ou após reparos.	Anexo III desta Instrução Normativa.	-

Modalidade	Testes	Periodicidade	Tolerância	Nível de restrição
CR/DR.	Efetividade do ciclo de apagamento.	Teste de aceitação, anual ou após reparos.	Ausência de imagem residual.	-
G.	Integridade dos acessórios e equipamentos de proteção individual.	Teste de aceitação, anual ou após reparos.	Íntegros.	-
C.	Luminância do negatoscópio.	Teste de aceitação, anual ou após reparos.	Luminância ³3000 cd/m².	£ 2500 cd/m².
CR/DR.	Luminância dos monitores para diagnóstico.	Teste de aceitação, anual ou após reparos.	³350 cd/m².	-
G.	Uniformidade da luminância.	Teste de aceitação, anual ou após reparos.	£ 20%.	-
G.	Iluminância da sala de laudos.	Teste de aceitação, anual ou após reparos.	£ 50 lx.	> 100 lx.
G.	Levantamento radiométrico	Teste de aceitação, quadrienal ou após modificações nas salas, equipamentos ou procedimentos.	Área livre: £ 0,5 mSv/ano. Área controlada: £ 5,0 mSv/ano.	Área livre: > 1,0 mSv/ano. Área controlada: > 10,0 mSv/ano.
G.	Radiação de fuga do cabeçote.	Teste de aceitação, quadrienal ou após modificações nos equipamentos.	£ 1,0 mGy/h a 1 m.	> 2,0 mGy/h a 1 m.

Anexo I da Instrução Normativa nº 54

Dose glandular média (DGM) para mamografia

Espessura (cm) PMMA	DGM (mGy) Mama equivalente	Referência	Tolerância
2	2,1	0,6	< 1,0
3	3,2	1,0	< 1,5
4	4,5	1,6	< 2,0
4,5	5,3	2,0	< 2,5
5	6	2,4	< 3,0
6	7,5	3,6	< 4,5

Anexo III da Instrução Normativa no 54

Razão contraste-ruído (CNR)

Espessura de PMMA (cm)	Níveis de tolerância de CNRrel (%)	Níveis de restrição CNRrel (%)
2	[3]115	< 105
3	[3]110	< 100
4	[3]105	< 95
4,5	[3]103	< 93
5	[3]100	< 90
6	[3]95	< 85
7	[3]90	< 80

Bibliografia

AGÊNCIA NACIONAL DE VIGILÂNCIA SANITÁRIA (ANVISA). **Radiodiagnóstico médico:** desempenho de equipamentos e segurança. Brasília: Ministério da Saúde, 2005.

AGÊNCIA NACIONAL DE VIGILÂNCIA SANITÁRIA (ANVISA). Resolução – RDC nº 330, de 20 de dezembro de 2019. **Diário Oficial da União**, Brasília, 2019. Disponível em: http://www.in.gov.br/web/dou/-/resolucao-rdc-n-330-de-20-de-dezembro-de-2019-235414748?inheritRedirect=true. Acesso em: 25 maio 2020.

AGÊNCIA NACIONAL DE VIGILÂNCIA SANITÁRIA (ANVISA). **Radiodiagnóstico médico:** desempenho de equipamentos e segurança. Brasília: Anvisa, 2005.

AMERICAN CANCER SOCIETY. **Survival rates for breast cancer.** Disponível em: https://www.cancer.org/cancer/breast-cancer/understanding-a-breast-cancer-diagnosis/breast-cancer-survival-rates.html. Acesso em: 3 mar. 2020.

AMERICAN COLLEGE OF RADIOLOGY (ACR). **Mammography quality control manual.** Reston: ACR, 1999.

BAGNOLI, F. *et al.* **Mastologia:** do diagnóstico ao tratamento. Goiânia: Conexão, 2017.

BARROS, A. C. S. D.; BUZAID, A. C. **Câncer de mama:** tratamento multidisciplinar. São Paulo: Dendrix, 2007.

BASSETT, L. W. *et al.* **Doenças da mama:** diagnóstico e tratamento. Rio de Janeiro: Revinter, 2000.

BONTRAGER, K. L.; LAMPIGNANO, J. P. **Manual prático de técnicas e posicionamento radiográfico.** 8. ed. Rio de Janeiro: Elsevier, 2014.

BRASIL. Ministério da Ciência e Tecnologia. Comissão Nacional de Energia Nuclear. Norma NN 3.01 – Diretrizes Básicas de Proteção Radiológica. **Diário Oficial da União**, Brasília, 2005. Disponível em: http://appasp.cnen.gov.br/seguranca/normas/pdf/Nrm301.pdf. Acesso em: 25 maio 2020.

BRASIL. Ministério da Ciência, Tecnologia, Inovações e Comunicações. Comissão Nacional de Energia Nuclear. Resolução nº 230, de 5 de setembro de 2018. **Diário Oficial da União**, Brasília, 2018. Disponível em: http://www.in.gov.br/materia/-/asset_publisher/ Kujrw0TZC2Mb/content/id/42156537/do1-2018-09-25-resolucao-n-230-de-5-de-setembro-de-2018-42156205. Acesso em: 22 maio 2020.

BRASIL. Ministério da Saúde. Instrução Normativa nº 54, de 20 de dezembro de 2019. **Diário Oficial da União**, Brasília, 2019. Disponível em: http://www.in.gov.br/web/dou/-/instrucao-normativa-n-54-de-20-de-dezembro-de-2019-235414431. Acesso em: 25 maio 2020.

BRASIL. Ministério da Saúde. Portaria nº 531, de 26 de março de 2012. **Diário Oficial da União**, Brasília, 2012. Disponível em: http://saude. curitiba.pr.gov.br/images/vigilancia/mamografia/Portaria%20531%20-% 20Anvisa%20-%20PNQM.pdf. Acesso em: 22 maio 2020.

BRASIL. Ministério da Saúde. Portaria nº 2.898, de 28 de novembro de 2013. **Diário Oficial da União**, Brasília, 2013. Disponível em: https://bvsms. saude.gov.br/bvs/saudelegis/gm/2013/prt2898_28_11_2013.html. Acesso: 22 maio 2020.

BRASIL. Ministério da Saúde. **Programação arquitetônica de unidades funcionais de saúde**. Apoio ao diagnóstico e à terapia (imagenologia). v. 3. Brasília: Ministério da Saúde, 2013. Disponível em: https://www.saude. gov.br/images/pdf/2018/julho/06/SOMASUS-sistema-apoio-elaboracao-vol3.pdf. Acesso em: 22 maio 2020.

BRASIL. Ministério da Saúde. Secretaria de Vigilância Sanitária. **Portaria nº 453, de 1o de junho de 1998**. Disponível em: https://saude.es.gov.br/ Media/sesa/NEVS/Servi%C3%A7os%20de%20sa%C3%BAde%20e%20 de%20interesse/portaria453.pdf. Acesso em: 24 nov. 2020.

BUNDRED, N. J. Prognostic and predictive factors in breast cancer. **Cancer Treatment Reviews**, v. 27, n. 3, p. 137-142, 2001.

BUSHONG, S. C. **Ciência radiológica para tecnólogos**: física, biologia e proteção. Rio de Janeiro: Elsevier, 2010.

BUZAID, A. C.; MALUF, F. C. **Vencer o câncer de mama**. São Paulo, Dendrix, 2015.

CARVALHO, F. M. Carcinoma mamário: anatomia patológica. *In*: AGUILAR, V.; BAUAB, S.; MARANHÃO, N. **Mama**: diagnóstico por imagem. Rio de Janeiro: Revinter, 2009.

CHALASANI, P. *et al.* **Breast cancer etiology**. (*s. d.*). Disponível em: https://emedicine.medscape.com/drugs&diseases/breastcancer. Acesso em: 6 ago. 2018.

CHRISTOVAM, A. C. M.; MACHADO, O. **Manual de física e proteção radiológica**. São Caetano do Sul/Rio de Janeiro: Difusão/Editora Senac Rio de Janeiro, 2013.

CINTRA, J. R. D. *et al.* Perfil imuno-histoquímico e variáveis clinicopatológicas no câncer de mama. **Revista da Associação Médica Brasileira**, São Paulo, v. 58, n. 2, p. 178-187, abr. 2012.

COLÉGIO BRASILEIRO DE RADIOLOGIA (CBR); SILVA, I. **Mama**. Rio de Janeiro: Guanabara Koogan, 2018.

COSTA, N. O. **Mamografia**: posicionamentos radiológicos. São Paulo: Corpus, 2008.

COSTA, P. R. **Modelo para determinação de espessuras de barreiras protetoras em salas para radiologia diagnóstica**. 1999. Tese (Doutorado) – Instituto de Pesquisas Energéticas e Nucleares, São Paulo, 1999.

DAHNERT, W. **Radiologia**: manual de revisão. 7. ed. Rio de Janeiro: Revinter, 2016.

DENISON, C. M.; LESTER, S. C. Essential components of a successful breast core needle biopsy program: Imaging modalities, sampling techniques, specimen processing, radiologic/pathologic correlation, and appropriate follow-up. *In*: SHIN, S. (org.). **A comprehensive guide to core needle biopsies of the breast**. New York: Springer, 2016.

DRONKERS, D. J. *et al.* **Mamografia prática**. Rio de Janeiro: Revinter, 2003.

DUARTE, D. L. **A mama em imagens**. Rio de Janeiro: Guanabara Koogan, 2006.

ELSTON, C. W.; ELLIS, I. O. Assessment of histologic grade. *In*: ELSTON, C. W.; ELLIS, I. O. (org.). **Systemic pathology**: the breast. 3. ed. v. 13. Edinburgh: Churchill Livingston, 1998.

ESPERANÇA PINA, J. A. **Anatomia humana dos órgãos**. Lisboa: Lidel, 2004.

FEDERATIVE COMMITTEE ON ANATOMICAL TERMINOLOGY. **International anatomical terminology**. Stuttgart: Thieme, 1998.

FUJIFILM AMERICAS. **Amulet Innovality**. Disponível em: https://www.fujifilmamericas.com.br/products/medical/digital-mammography/innovality/index.html. Acesso em: 22 maio 2020.

GE Healthcare. Disponível em: https://www.gehealthcare.com.br/. Acesso em: 22 maio 2020.

GRAY, J. E. Mammographic quality control for technologist and the medical physicist as consultant to the technologist. *In*: HAUS, A. G.; YAFFE, M. J. Syllabus. **A categorical course in physics**: Technical aspects of breast imaging. 3. ed. Oak Brook: Radiological Society of North America, 1994.

GOBBI, H. Classificação dos tumores da mama: atualização baseada na nova classificação da Organização Mundial da Saúde de 2012. **Jornal Brasileiro de Patologia e Medicina Laboratorial**, v. 48, n. 6, p. 463-474, 2012.

GONZÁLES, R. C.; WOODS, Richard E. **Processamento de imagens digitais**. São Paulo: Blucher, 2000.

HAMMOND, M. E. *et al*. American Society of Clinical Oncology/College of American Pathologists guideline recommendations for immuno-histochemical testing of estrogen and progesterone receptors in breast cancer. **Archives of Pathology and Laboratory Medicine**, v. 134, n. 7, p. 48-72, 2010.

HANKISON, S. E.; ELIASSEN, A. H. Circulating sex steroids and breast cancer risk in premenopausal women. **Hormone Cancer**, v. 1, n. 1, p. 2-10, 2010.

HENDRICK, R. E.; BERNS, E. A. Quality control in digital mammography. *In*: Society for Computer Applications in Radiology. **Quality assurance**: meeting the challenge in the digital medical enterprise. Great Falls: SCAR, 2002.

HENDRICK, R. E., BERNS, E. A. Quality control in digital mammography. *In*: Quality Assurance: Meeting the challenge in the digital medical enterprise. Society for Computer Applications in Radiology, Great Falls 2002.

HORTOBAGYI, G. N. *et al*. **American Joint Comitee on Cancer (AJCC) cancer staging manual**. 8. ed. New York: Springer, 2017.

INSTITUTO NACIONAL DE CÂNCER JOSÉ ALENCAR GOMES DA SILVA (INCA). **Atualização em mamografia para técnicos em radiologia**. 2. ed. rev. atual. Rio de Janeiro: INCA, 2019. Disponível em: https://www.inca.gov.br/sites/ufu.sti.inca.local/files//media/document//2a_edicao_atualizacao_em_mamografia_para_tecnicos_em_radiologia_2019.pdf. Acesso em: 22 maio 2020.

INSTITUTO NACIONAL DE CÂNCER JOSÉ ALENCAR GOMES DA SILVA (INCA). **Câncer de mama**. Versão para profissionais de saúde. (*s. d.*). Disponível em: https://www.inca.gov.br/tipos-de-cancer/cancer-de-mama/profissional-de-saude. Acesso em: 2 mar. 2020.

INSTITUTO NACIONAL DE CÂNCER JOSÉ ALENCAR GOMES DA SILVA (INCA). **Diretrizes para a detecção precoce do câncer de mama no Brasil**, 2015. Disponível em: https://www.inca.gov.br/sites/ufu.sti.inca.local/files//media/document//diretrizes_deteccao_precoce_cancer_mama_brasil.pdf. Acesso em: 24 fev. 2020.

INSTITUTO NACIONAL DE CÂNCER JOSÉ ALENCAR GOMES DA SILVA (INCA). **Incidência de câncer no Brasil**. Estimativa 2018. Síntese de resultados. Disponível em: https://www.inca.gov.br/estimativa/2018/sintese-de-resultados-comentarios.asp. Acesso em: 6 ago. 2018.

INSTITUTO NACIONAL DE CÂNCER JOSÉ ALENCAR GOMES DA SILVA (INCA). **Políticas e ações para prevenção do câncer no Brasil**. Alimentos, nutrição e atividade física. Rio de Janeiro: INCA, 2012.

INSTITUTO NACIONAL DE CÂNCER JOSÉ ALENCAR GOMES DA SILVA (INCA). **Rede Câncer**, Rio de Janeiro, n. 36, dez. 2016. Disponível em: https://www.inca.gov.br/sites/ufu.sti.inca.local/files//media/document//rrc-36-versao-integral.pdf. Acesso em: 22 maio 2020.

INSTITUTO NACIONAL DE CÂNCER JOSÉ ALENCAR GOMES DA SILVA (INCA). **Tipos de câncer de mama**.(*s. d.*). Disponível em: https://www.inca.gov.br/tipos-de-cancer/cancer-de-mama. Acesso em: 2 maio 2020.

INSTITUTO ONCOGUIA. **Câncer de mama receptores de hormônios**. 2017. Disponível em: http://www.oncoguia.org.br/conteudo/cancer-de-mama-receptores-de-hormonios/10879/264/. Acesso em: 22 maio 2020.

INTERNATIONAL ATOMIC ENERGY AGENCY. Quality Assurance Programme for Digital Mammography. **IAEA Human Health Series**, Viena, n. 17, 2011.

KELSEY, J. L.; BERNSTEIN, L. Epidemiology and prevention of breast cancer. **Annual Review of Public Health**, v. 17, p. 47-67, 1996.

KOPANS, D. B.; VASCONCELOS, M. M. de. **Diagnóstico por imagem da mama**. Rio de Janeiro: Guanabara Koogan, 2008.

KOPANS, D. B. *et al.* The state of breast cancer screening guidelines: a question and answer summary. **Journal of the American College of**

Radiology, 26 fev. 2020. Disponível em: https://www.jacr.org/article/S1546-1440(19)31439-5/pdf. Acesso em: 22 maio 2020.

LAKHANI, S. R. *et al.* (org.). **WHO classification of tumours of the breast**. Lyon: IARC, 2012.

LANDSVELD-VERHOEVEN, C. **The right focus**: manual on mammography positioning technique. [*s. l.*]: LRCB, 2015.

LOIBL, S. *et al.* Breast cancer (diagnosed) during pregnancy: adapting recent advances in breast cancer care for pregnant patients. *In*: VERONESI, U. *et al.* **Breast cancer**: Innovations in research and management. New York: Springer, 2017.

LOPES, A. A.; LEDERMAN, H. M.; DIMENSTEIN, R. **Guia prático de posicionamento em mamografia**. São Paulo: Editora Senac São Paulo, 2000.

LU, H. M. *et al.* Association of breast and ovarian cancers with predisposition genes identified by large-scale sequencing. **JAMA Oncology**, jan. 2019. Disponível em: https://jamanetwork.com/journals/jamaoncology/fullarticle/2696722. Acesso em: 22 maio 2020.

MEIRA, A. A. M.; LISBOA, T. A.; MORAES, T. P. Abordagem reconstrutora após injeção de silicone líquido industrial nas mamas. **Revista Brasileira de Cirurgia Plástica**, n. 34, p. 62-64, 2019.

MICHAELIS dicionário brasileiro da língua portuguesa. São Paulo: Melhoramentos, 2015. Disponível em: http://michaelis.uol.com.br/. Acesso em: 30 mar. 2020.

National Cancer Institute. Surveillance, epidemiology, and end results (SEER) program. **Cancer stat facts**: female breast cancer. Disponível em: https://seer.cancer.gov/statfacts/html/breast.html#incidence-mortality. Acesso em: 2 ago. 2018.

NOGUEIRA, L. S. **Nova técnica de imagem no diagnóstico da patologia mamária**: tomossíntese mamária. 2010. Escola Superior de Tecnologias da Saúde do Porto – Politécnico do Porto (*ESTSP*), Porto, 2010.

PALMA, G. *et al.* Triple negative breast cancer: looking for the missing link between biology and treatments. **Oncotarget**, v. 6, n. 29, p. 26.560-26.574, 2005.

PEROU, C. M. *et al.* Molecular portraits of human breast tumours. **Nature**, v. 17, n. 406, p. 747-752, 2000.

PHILPOTTS, L. E.; HOOLEY, R. J. **Tomossíntese mamária**. Rio de Janeiro: Elsevier, 2018.

PRAT, A. *et al*. Clinical implications of the intrinsic molecular subtypes of breast cancer. **Breast**, v. 24, n. 2, p. 26-35, 2015.

RIBEIRO, L. **Cirurgia plástica da mama**. 2. ed. Rio de Janeiro: MedBook, 2012.

ROCHA, D. C.; BAUAB, S. P. **Atlas de imagem da mama**: correlação mamografia/ultrassonografia, incluindo ressonância magnética e BI-RADS. 2. ed. Rio de Janeiro: Revinter, 2004.

SANTOS, A. **Física médica em mamografia**. Rio de Janeiro: Revinter, 2010.

SÃO PAULO. Secretaria de Estado da Saúde. Resolução SS-625, de 14-12-94. **Diário Oficial do Estado**, São Paulo, 1994. Disponível em: https://aeap.org.br/wp-content/uploads/2019/10/resolucao_ss_625_de_14_de_dezembro_de_1994.pdf. Acesso em: 25 maio 2020.

SCOTT-CONNER, C. E.; AL-JURF, A. S. The sternalis muscle. **Clinical Anatomy**, n. 15, p. 67-69, 2002.

SHAABAN, A. M. *et al*. Breast cancer risk in usual ductal hyperplasia is defined by estrogen receptor-α and Ki-67 expression. **The American Journal of Pathology**, v. 160, p. 597-604, 2002.

SICKLES, E. A. Findings at mammographic screening on only one standard projection: outcomes analysis. **Radiology**, v. 208, n. 2, p. 471-475, 1998.

SICKLES, E. A. *et al*. ACR® BI-RADS mammography. *In*: **ACR® Atlas, Breast Imaging Reporting and Data System**. Reston: American College of Radiology, 2013.

Siemens Healthineers. **High definition breast tomosynthesis**. Disponível em: https://www.siemens-healthineers.com/br/mammography/tomosynthesis. Acesso em: 23 maio 2020.

Sociedade Brasileira de Mastologia (SBM). **Nota oficial – informações distorcidas da mamografia nas redes sociais**. Disponível em: https://www.sbmastologia.com.br/noticias/nota-oficial-informacoes-distorcidas-da-mamografia-nas-redes-sociais/. Acesso em: 3 mar. 2020.

STEFENON, C. C. *et al*. Cicatriz radial/lesão esclerosante complexa: aspectos radiológicos com correlação clínica, ultrassonográfica e anatomopatológica. **Radiologia Brasileira**, São Paulo, v. 36, n. 2, p. 95-103, mar.--abr. 2003. Disponível em: http://www.scielo.br/scielo.php?script=sci_arttext&pid=S0100-39842003000200008&lng=en&nrm=iso. Acesso em: 24 fev. 2020.

TABÁR, L.; DEAN, P. B. **Teaching atlas of mammography**. 4. ed. Stuttgart: Thieme, 2012.

TAMIMI, R. M. *et al.* Population attributable risk of modifiable and non-modifiable breast cancer risk factors in postmenopausal breast cancer. **American Journal of Epidemiology**, v. 184, n. 12, p. 884-893, 2016.

THE CANCER GENOME ATLAS NETWORK (TCGA). Comprehensive molecular portraits of human breast tumours. **Nature**, v. 490, p. 61-70, 2012.

TOKUNAGA, E. *et al.* Molecular mechanisms regulating the hormone sensivity of breast cancer. **Cancer Science**, v. 105, p. 1.377-1.383, 2014.

URBAN, L. A. B. D. *et al.* Recomendações do Colégio Brasileiro de Radiologia e Diagnóstico por Imagem, da Sociedade Brasileira de Mastologia e da Federação Brasileira das Associações de Ginecologia e Obstetrícia para o rastreamento do câncer de mama. **Radiologia Brasileira**, São Paulo, v. 50, n. 4, p. 244-249, jul.-ago. 2017. Disponível em: http://dx.doi.org/10.1590/0100-3984.2017-0069. Acesso em: 22 maio 2020.

VAN POZNAK, C. *et al.* **Use of biomarkers to guide decisions on systemic therapy for women with metastatic breast cancer**: American Society of Clinical Oncology clinical practice guideline. **Journal of Clinical Oncology**, p. 2.015-2.061, 2015.

VERONESI, U. *et al.* Comparing radical mastectomy with quadrantectomy, axillary dissection and radiotherapy in patients with small cancers of the breast. **The New England Journal of Medicine**, v. 305, p. 6-11, 1981.

VILAVERDE, F. *et al.* Tomossíntese mamária: o que o radiologista deve saber. **Acta Radiológica Portuguesa**, v. XXVIII, n. 109, p. 35-41, 2016. Disponível em: https://revistas.rcaap.pt/actaradiologica/article/view/10439. Acesso em: 25 maio 2020.

WOLFF, A. C. *et al.* Recommendations for human epidermal growth factor receptor 2 testing in breast cancer: American Society of Clinical Oncology/College of American Pathologists clinical practice guideline update. **Archives of Pathology and Laboratory Medicine**, v. 138, n. 2, p. 241-256, 2014.

Índice geral

A

Acessórios para radioproteção 95-96

Achados associados 59

ACR BI-RADS® mamográfico 55-62

Adenose 37-38

Alterações benignas das mamas 27-40

Ampliação/magnificação, ou AMP 152-156

    Critérios de avaliação da imagem 156

    Dicas 155

    Indicação 152

    Posição da mama 152

    Posição da paciente 152

    Posição do equipamento 152

    Visualização na imagem 152

Anamnese, ou ficha de avaliação 106-110

Anatomia 16-26

Anexo I da Instrução Normativa no 54 – Dose glandular média (DGM) para mamografia 198

Anexo I da Instrução Normativa no 54 – Testes de aceitação e de controle de qualidade para serviços de mamografia 193-197

Anexo III da Instrução Normativa no 54 – Razão contraste–ruído (CNR) 198

Anexos 193-198

Ângulo de varredura 177-178

Apagamento 79-80

Artefatos 104-105

Aspecto emocional 107-108

Assimetrias 58-59

Axilar, ou AXI 139-142

    Critérios de avaliação da imagem 142

    Dicas 140

Indicação 139

Posição da mama 140

Posição da paciente 140

Posição do equipamento 139

Visualização na imagem 139

B

Biópsia percutânea 185-187

Biópsia percutânea com agulha grossa, ou *core biopsy* 186

Biópsia vácuo-assistida, ou mamotomia 186-187

C

Calcificações 10, 18, 29, 31, 33, 36, 37, 38, 52, 53, 54, 56-58, 59, 61, 62, 74, 125, 129, 152, 156, 177, 185, 186, 187, 189, 190

Câncer de mama 7, 9-12, 15, 27, 28, 29, 30, 34, 36, 38, 39, 41-54, 60, 93, 99, 107, 109, 183, 184,

Carcinoma ductal *in situ* 46, 47, 51, 52

Carcinoma inflamatório 45-46

Caudocranial, ou RCC 143-145

　Critérios de avaliação da imagem 145

　Dicas 145

　Indicação 143

　Posição da mama 143

　Posição da paciente 143

　Posição do equipamento 143

　Visualização na imagem 143

Cicatriz radiada (lesão esclerosante complexa) 36-37

Cistos 28, 31, 38, 56, 59, 161, 184, 185

Cistos oleosos, calcificações distróficas e necrose gordurosa 31

Classificação histológica do câncer de mama 43-46

Cleavage, ou CV 136-139

　Critérios de avaliação da imagem 139

　Dicas 138

　Indicação 136

　Posição da mama 137

　Posição da paciente 137-138

　Posição do equipamento 136

Visualização na imagem 136

Combinações alvo-filtro na mamografia digital 81-82

Compressão focal/seletiva/localizada 103, 104, 147-151

Critérios de avaliação da imagem 151

Dicas 151

Indicação 147

Posição da mama 148

Posição da paciente 148

Posição do equipamento 148

Visualização na imagem 147

Condução do exame 106-110

Considerações sobre a tecnologia digital 71

Considerações sobre o sistema convencional 82

Controle automático de exposição 66, 75-76, 92, 195

Controle de qualidade: foco no equipamento 89-92

Craniocaudal exagerada, ou XCC 103, 104, 132-135

Critérios de avaliação da imagem 135

Dicas 135

Indicação 132

Posição da mama 133

Posição da paciente 133

Posição do equipamento 133

Visualização na imagem 133

Craniocaudal, ou CC 24, 104, 111-116

Critérios de avaliação da imagem 116

Dicas 115

Indicação 111

Posição da mama 112

Posição da paciente 112

Posição do equipamento 111

Visualização na imagem 111

Cuidados com a peça cirúrgica 189-191

D

Derrame mamilar 32-33

Detecção de suspeita de câncer de mama no momento do exame 109-110

Detector de imagens 177, 179

Distorção arquitetural 44, 58, 62,

Doença de Paget do mamilo 35, 47, 52, 54

E

Efeito *crossover* 69

Eklund, ou EKL 39, 60, 103, 104, 147, 165-170,

Dicas 168

Indicação 165

Posição da mama 165

Posição da paciente 165

Posição do equipamento 165

Visualização na imagem 165

Embriologia 13-14

Embriologia, fisiologia e anatomia da mama aplicadas à imagem 13-26

Epidemiologia e fatores de risco 41-43

Equipamentos utilizados para os testes de controle de qualidade 90-92

Estadiamento do câncer de mama 46-48

Estereotaxia 185, 186, 187-188

Estimulação 79

Exame mamográfico, O 24, 99-110, 111

Exame, O 10-12, 50, 99, 101

Exames em pacientes com deficiência e necessidades especiais 108-109

Exposição 9, 10, 15, 39, 66, 67, 73, 75, 77, 78, 79, 80, 87, 89, 90, 92, 96, 97, 105, 168, 179, 180, 194, 195

F

Fatores de exposição 73

Fibroadenomas 25, 27, 28-29

Fisiologia 12, 13, 14-16

Foco fino × foco grosso 73-74

Formação da imagem e outras características da TM 176-177

Formação da imagem no sistema convencional 67

Funcionalidades do mamógrafo e técnicas mamográficas 73-76

G

Galactoceles 28, 32,

Ginecomastia 36

H

Hamartomas 30, 56

Hematomas 31

Hiperplasia ductal atípica 52

História natural do câncer de mama 48-49

I

Identificação das mamografias 105-106

Imagens especiais 171-173

Implantes mamários 38-40

Importância da compressão adequada da mama, A 76

Incidências complementares 103, 111, 125-145

Incidências de rotina 18, 103, 111-123, 125, 147, 148, 152, 165

Incidências mamográficas 103-104, 156

Inervação 20

Introdução 9

L

Leitura 78, 79

Lesões benignas 25, 27-32

Lesões cutâneas 34-35, 107, 161

Lesões precursoras 48, 51-54

Levantamento radiométrico e controle de qualidade dos mamógrafos 85-93

Léxico 55-62

Lipomas 31, 56,

Localização da lesão 59-60

M

Magnificação 73, 74, 103, 104, 147, 152, 155,

Mama rolada (medial e lateral) 157-161

Critérios de avaliação da imagem 161

Dicas 160

Indicação 157

Posição da mama 158

Posição da paciente 157

Posição do equipamento 157

Visualização na imagem 157

Mamas adiposas 75

Mamas fibroadiposas 75

Mamas fibroglandulares 75

Mamografia analógica 63-71

Mamografia computadorizada 77-80

Mamografia digital 77-83

Manobras 23, 38, 39, 60, 103, 104, 105, 107, 108, 147-173

Marcação pré-cirúrgica (agulhamento) 188-191

Mastalgia 27

Mastites 33, 34,

Mediolateral oblíqua, ou MLO 23, 39, 43, 103, 104, 117-123, 164, 170

    Critérios de avaliação da imagem 122

    Dicas 121

    Indicação 117

    Posição da mama 118

    Posição da paciente 117

    Posição do equipamento 118

    Visualização na imagem 117

Método de relógio 99, 101-103

Métodos de aquisição 177, 179

Métodos de localização no tecido mamário 99-103

N

Neoplasia lobular 54

Nódulo ou massa 18, 26, 27, 28, 29, 30,31, 32, 33, 36, 38, 39, 43, 44, 45, 51, 52, 54, 56, 58, 59, 62, 71,

Nota do editor 7

Nota sobre o uso do protetor de tireoide, Uma 96-97

P

Papilomas 30

Parâmetros técnicos 177-179

Partes do filme 68-69

Perfil – lateromedial, ou LM 103, 104, 129-132, 188

    Critérios de avaliação da imagem 132

    Dicas 131

    Indicação 129

    Posição da mama 129

Posição da paciente 129

Posição do equipamento 129

Visualização na imagem 129

Perfil – mediolateral, ou ML 23, 39, 43, 56, 103, 104, 125-128, 188

Critérios de avaliação da imagem 128

Dicas 128

Indicação 125

Posição da mama 126

Posição da paciente 126

Posição do equipamento 125

Visualização na imagem 125

Procedimentos invasivos 12, 28, 183-191

Procedimentos para a execução da mamografia 96-97

Processadora química semiautomática 70-71

Processamento semiautomático da imagem 70-71

Programa Nacional de Qualidade em Mamografia, O 92-93

Proteção radiológica 95-97

Punção aspirativa por agulha fina (PAAF) 184-185

Q

Quadrantes mamários 99, 100, 151

R

Raios X e mamografia 63-67

Rastreamento mamográfico 7, 9, 10, 11, 48, 49-51, 52, 60, 61, 99, 103, 107, 111, 117, 175, 176, 178, 180,

Relações com os órgãos vizinhos 23-24

S

Síndrome de Mondor 35

Sistema de laudos 60-62

Sistema de operação do equipamento de mamografia digital 82

Sistema digital direto 77, 80-81

Sistema digital indireto 77, 80, 81

Sistema linfático 21-23

Sobre os autores 215

T

Tangencial 103, 104, 147, 161-164

    Critérios de avaliação da imagem 164

    Dicas 164

    Indicação 161

    Posição da mama 162

    Posição da paciente 162

    Posição do equipamento 162

    Visualização na imagem 161

Tempo de aquisição 177, 178-179

Tomossíntese mamária 175-181

Tumor filoide 36

V

Vascularização arterial e venosa 21

Sobre os autores

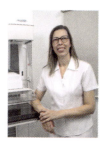

Daniela Rodrigues é graduada em radiologia médica com especialização em tomografia computadorizada e ressonância magnética. Especialista também em docência do ensino médio, técnico e superior na área de saúde. Além de lecionar sobre o assunto, atuou em hospitais e laboratórios na realização de exames de mamografia e densitometria óssea.

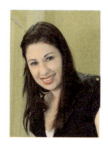

Luciana Aparecida Bellatto Patrocinio tem graduação em radiologia médica, licenciatura plena em ciências biológicas e especialização em radioterapia. É também graduada em gestão escolar. Possui experiência na docência e atuou em hospitais e laboratórios na realização de exames de mamografia, densitometria óssea e raios X.

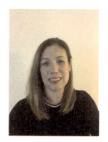

Maria Isabela Bloise Alves Caldas Sawada é ginecologista e obstetra com especialização em mastologia e MBA em gestão pública. Atua no Hospital de Força Aérea de São Paulo (HFASP) e no Hospital Pérola Byington – Centro de Referência da Saúde da Mulher. É médica credenciada no corpo clínico do Hospital Sírio-Libanês.

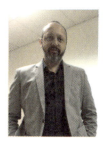

Ricardo Aparecido Saraiva Santos é graduado em física, especialista em anatomia macroscópica e por imagens e mestrando em tecnologia nuclear. Possui experiência prática e acadêmica em radiologia convencional e digital, tomografia computadorizada e ressonância magnética com ênfase em anatomia. Diretor e responsável técnico da Proterad Radiological Protection, com atuação em testes de aceitação, controle de qualidade de equipamentos radiológicos e assessoria em proteção radiológica.